La Warrior Mum

Force et Résilience face aux défis de la fertilité

La Warrior Mum

Force et Résilience face aux défis de la fertilité

Bijou Bulindera

La Warrior Mum

Force et Résilience face aux Défis de la Fertilité

Témoignages et clés pour surmonter les épreuves de la maternité en solo ou en couple

La Warrior Mum

© 2025 Bijou Bulindera
Édition : BoD · Books on Demand, 31 avenue Saint-Rémy,
57600 Forbach, bod@bod.fr
Impression : Libri Plureos GmbH, Friedensallee 273,
22763 Hamburg (Allemagne)
ISBN : **978-2-3226-6194-7**
Dépôt légal : Mai 2025

Force et Résilience face aux défis de la fertilité

À mes deux amours, Gabriel et Zoé, my sun shine, vous éclairez ma vie de vos rires et de vos regards. Vous êtes ma force, mon inspiration, et le plus bel éclat de ce que la maternité m'a offert.

Je dédie ce livre à toutes les Warrior Mums qui m'ont inspirée, guidée et portée dans ce parcours. À ma grand-mère, feu taté Marie, dont la sagesse résonne encore en moi. À ma maman Joséphine, pilier de ma vie. À mes sœurs Gisèle, Alaine et Annie, à ma nièce Jordana et à mes sœurs de cœur Shada, Sonia, Laurène, Marlène, Nathalie, Marie-Charlotte et Lise, magnifiques exemples de force et de sororité.

A toutes les femmes africaines qui, encore en 2024, portent le poids des traditions et jonglent avec courage entre leur rôle de femme active, diplômée, épouse et mère, souvent définies par des normes qu'il est temps de réinventer.

La Warrior Mum

Force et Résilience face aux défis de la fertilité

Chère lectrice,

Avant tout, sache que tu es formidable. Oui, toi, qui tiens ce livre entre tes mains. Tu es une Warrior Mum, une femme courageuse, en solo ou en couple, qui a choisi d'affronter ce parcours unique de maternité avec force et détermination. Ce chemin est semé d'embûches, de doutes, mais aussi d'amour, de résilience et d'espoir.

Si tu es ici, c'est que tu cherches à comprendre, à avancer, peut-être à trouver des réponses : comment gérer ce parcours, affronter le regard des autres, apprivoiser les montagnes russes émotionnelles, ou encore te demander si la maternité est faite pour toi. Mais surtout, tu es ici pour trouver du soutien et un peu de sérénité dans cette aventure.

Et je veux te rassurer : tu es au bon endroit, et au bon moment. Rien n'arrive par hasard. Si tu lis ces lignes aujourd'hui, c'est que tu es prête à avancer, à croire encore en ce rêve, quel qu'il soit.

Ce livre est là pour toi. Pour t'accompagner, te soutenir, te rappeler que tu n'es pas seule. Ensemble, explorons ce chemin avec bienveillance et force, car chaque Warrior Mum mérite d'être guidée, épaulée et surtout, entendue.
Tu es plus forte que tu ne l'imagines, et ce livre est là pour te le rappeler. Avance à ton rythme, je suis avec toi à chaque page. Je crois en toi.

Avec tout mon cœur,
Bijou Bulindera

La Warrior Mum

Force et Résilience face aux défis de la fertilité

Avant-propos

Depuis 2019, vous m'avez souvent demandé un nouveau livre. Après plusieurs années de réflexion et d'accompagnement, le voici enfin.

Mais que s'est-il passé durant tout ce temps ?

Je suis restée à vos côtés, toujours plus engagée. En tant que coach spécialisée en PMA et fertilité, j'ai accompagné de nombreuses femmes, organisé des webinaires et noué des partenariats avec des cliniques pour faciliter l'accès aux traitements et aux informations essentielles. J'ai également créé une plateforme d'échange pour toutes les futures mamans, qu'elles soient en solo ou en couple. Et surtout, j'ai eu la joie de devenir maman une seconde fois grâce à la PMA, une expérience transformatrice que je partage ici avec sincérité.

Au fil de ces années, j'ai voyagé, animé des conférences et recueilli les récits inspirants de femmes incroyables, que j'ai eu la chance d'accompagner sur le chemin de la parentalité. Leurs témoignages, empreints de force et de résilience, résonnent avec mes propres expériences et réflexions sur les défis et victoires de la maternité. Ce livre rassemble ces histoires pour rappeler qu'il est possible d'affronter l'adversité et de réaliser ce rêve intime de donner la vie.

Mon premier livre, **Concevoir en Solo**, a eu un impact considérable, suscitant l'intérêt des médias, notamment en France, où concevoir un enfant seule était encore illégal. Nous étions alors qualifiées de "mamans hors la loi". Suite à sa publication, j'ai eu l'opportunité de partager mon témoignage dans des médias tels que *Le Monde*, *Le Figaro Magazine*, *Causette*, *Women Who Do Stuff*, *OUI Demain*, *Closer* et *Voici*, contribuant ainsi à briser les tabous autour de la fertilité.

Ces entretiens ont permis de sensibiliser un large public à des sujets essentiels : la fertilité féminine et l'horloge biologique, le manque d'information et l'accès aux soins de procréation. Je suis honorée que ce livre ait été référencé auprès des **CECOS** (Centres d'Étude et de Conservation des Œufs et du Gamète humains) intégrés aux Centres Hospitaliers Universitaires (CHU) en France ainsi que dans plusieurs cliniques internationales. Je suis également fière d'avoir, à mon échelle, contribué à faire évoluer les mentalités et les lois, notamment avec l'adoption de la loi bioéthique du 2 août 2021, qui permet enfin aux femmes célibataires de recourir à la PMA pour devenir mères, dans ce pays que l'on surnomme *le pays des droits de l'homme*.

Ce nouvel ouvrage, *La Warrior Mum*, va bien plus loin.

C'est une plongée intime et universelle dans les parcours de femmes du monde entier, souvent réduites au silence par les tabous ou les croyances limitantes. Il mêle témoignages, connaissances pratiques et messages d'espoir pour accompagner toutes celles qui entreprennent ce combat intime qu'est la quête de maternité.

J'y partage aussi mon propre chemin : la conception de mon deuxième enfant à 43 ans, les défis liés à l'âge et à la fertilité, ainsi que les obstacles rencontrés, notamment lors de la pandémie de COVID-19. Fidèle à moi-même, je lève le voile sur des sujets essentiels comme la préservation de la fertilité par la congélation des ovocytes et l'importance des bilans médicaux précoces, avec des outils concrets pour mieux comprendre et affronter ce parcours.

Depuis 2019, mon engagement s'est renforcé. À travers mon travail de coaching et mes voyages, notamment en Afrique, j'ai eu l'opportunité d'apporter une voix et des solutions à des femmes vivant des réalités diverses, prouvant que la fertilité et le désir de maternité sont des luttes universelles.
Mais La Warrior Mum n'est pas qu'un récit personnel.

C'est aussi un **guide profondément humain et pratique**, mêlant les techniques de PMA, l'importance du soutien émotionnel et des outils concrets pour surmonter ces épreuves avec force et dignité. Ce livre aborde également les maladies et difficultés liées à la fertilité et la manière dont la PMA y répond aujourd'hui, tout en proposant des conseils de vie et de bien-être pour traverser ce parcours avec sérénité.

Ce livre incarne l'esprit de résilience, de sororité et d'espoir. Il est un hommage vibrant à toutes les femmes qui, malgré les tempêtes, continuent de croire, de se battre et d'avancer vers ce rêve universel : **donner la vie.**

"La force d'une Warrior Mum ne réside pas dans l'absence de peur, mais dans sa capacité à avancer, portée par l'espoir et l'amour, malgré les tempêtes."
Bijou B.

Force et résilience face aux défis de la fertilité

La Warrior Mum

Force et Résilience face aux défis de la fertilité

CHAPITRE 1

La Warrior Mum, c'est toi, c'est moi, c'est nous

Quand j'ai choisi ce titre La Warrior Mum, je voulais donner un nom à cette force intérieure qui anime tant de femmes. Pour moi, la Warrior Mum ne se limite pas à celles qui luttent pour devenir mères. Elle est bien plus qu'une femme en parcours de fertilité. Elle est celle qui se bat pour son rêve de maternité, mais aussi celle qui soutient une autre femme dans son combat. Elle est également celle qui s'interroge, qui doute, qui réfléchit librement à son désir d'enfant sans se laisser dicter son choix par la société, la famille ou la pression du temps.

Être une Warrior Mum, c'est être une femme libre et courageuse, qu'elle devienne mère ou non.

Pour moi, elle porte plusieurs casquettes:

1. La Warrior Mum, une femme en combat pour la maternité

Certaines Warrior Mums traversent un parcours médicalisé, fait de traitements hormonaux, d'inséminations, de fécondations in vitro et d'attentes interminables. Elles endurent les montagnes russes émotionnelles de la PMA, l'espoir fou d'un test positif et la douleur d'un échec. Elles affrontent la solitude, le regard des autres, les remarques blessantes et l'injustice biologique qui les frappe sans raison.

Mais elles continuent. Parce qu'au fond d'elles, elles savent qu'elles sont faites pour aimer, pour accueillir une vie, pour porter un projet plus grand qu'elles. Elles se battent avec une détermination sans faille, repoussant chaque obstacle avec une seule certitude : qu'elles n'abandonneront pas tant qu'elles sentiront que ce combat est juste pour elles.

2. La Warrior Mum, une femme qui s'interroge

Être une Warrior Mum, c'est aussi avoir le courage de se poser les bonnes questions.
- Veut-elle vraiment devenir mère ?
- Jusqu'où est-elle prête à aller dans ce parcours ?
- Et si la maternité ne faisait finalement pas partie de son chemin de vie ?

Parce que le vrai courage, ce n'est pas seulement de se battre pour avoir un enfant à tout prix. Le vrai courage, c'est aussi de se donner la liberté d'hésiter, de douter, de remettre en question ce que l'on croyait vouloir.

Une Warrior Mum, c'est une femme qui explore toutes les voies possibles. Qui accepte que son chemin puisse être différent de celui des autres. Qui comprend que l'épanouissement ne dépend pas d'un test de grossesse positif, mais de la paix intérieure qu'elle trouve en elle-même.

3. La Warrior Mum, même sans enfant : Un Pilier de Sororité et d'Amour

Une Warrior Mum n'est pas seulement une femme qui se bat pour elle-même. Elle est aussi celle qui tend la main à une amie, une sœur, une collègue en difficulté. Elle est celle qui brise le silence autour de l'infertilité, déconstruit les tabous et crée des espaces de parole bienveillants.

Elle est celle qui écoute sans juger, qui partage son expérience, qui oriente vers les bonnes ressources. Elle est celle qui comprend que la maternité ne doit pas être une bataille solitaire et que chaque femme en parcours a besoin d'une alliée, d'un repère, d'une lumière dans l'ombre.

Parce que derrière chaque combat individuel, il y a une sororité puissante, un réseau invisible de femmes qui s'encouragent, s'élèvent et s'accompagnent. Merci à toutes les associations, les coachs, les thérapeutes, les doula, les psychologues en fertilité qui sont aussi des warrior mums!

Mais aussi, la Warrior Mum, ce n'est pas seulement celle qui se bat pour avoir un enfant. C'est aussi celle qui, sans en avoir elle-même, est un roc pour les autres.
Elle est cette amie, cette sœur, cette tante de cœur ,

toujours présente pour écouter tes doutes de maman, sans jamais minimiser tes angoisses. Elle ne te dit pas *"Tu voulais des enfants, assume !"* quand tu es épuisée, ni *"Tu devrais faire comme-ci ou comme ça"*. Non, elle t'écoute, sans jugement, et t'offre un espace où tu peux souffler.

Elle est celle qui adore tes enfants sans amertume ni arrière-pensée, qui leur offre une tendresse sincère, qui joue, qui partage, qui les regarde grandir avec un amour vrai. Elle est là pour prendre le relais quand tu n'en peux plus, pour te rappeler que tu es une bonne mère même quand tu en doutes, pour t'offrir du répit quand tu ne sais plus où donner de la tête.

Elle n'a peut-être pas d'enfants, mais elle comprend le poids et la beauté de la maternité. Elle n'envie pas, elle ne juge pas, elle offre, tout simplement : du temps, de l'amour, une présence précieuse.

Être une Warrior Mum, ce n'est pas une question d'avoir un enfant. C'est une question de cœur.

Et si tu as une telle Warrior Mum dans ta vie, souviens-toi de lui dire merci.

4. La Warrior Mum, celle qui élève avec cœur : Une Maman de valeurs et de présence

La Warrior Mum, c'est aussi cette femme devenue mère, qui élève son enfant avec amour, conscience et détermination. Elle n'a pas oublié d'où elle vient. Chaque nuit écourtée, chaque éclat de rire, chaque moment de doute est chargé du souvenir de ce qu'il a fallu traverser pour en arriver là.

Elle donne sans compter, sans attendre de reconnaissance, parce que l'amour est sa boussole. Elle est cette mère présente, imparfaite et profondément engagée, qui choisit chaque jour d'être là, corps et âme, pour accompagner son enfant avec dignité et douceur.
Elle n'essaie pas d'être parfaite. Elle essaie d'être vraie, attentive et alignée avec ses valeurs.
Elle apprend à son enfant que la vie est faite de choix, de luttes, de beauté et d'imperfections. Que l'amour se prouve dans les gestes du quotidien: une main tendue, un regard rassurant, une écoute patiente. Elle transmet la persévérance, le respect, la liberté d'être soi et la capacité de se relever.

Elle pleure parfois en cachette, rit souvent sans raison, et doute autant qu'elle aime. Mais elle continue, chaque jour, avec cette force tranquille que seuls les cœurs forgés dans l'épreuve possèdent.

Parce qu'être une Warrior Mum, c'est aussi ça : accompagner un être vers le monde en y mettant du sens, de l'amour, et un peu de lumière.

5. La Warrior Mum, une femme libre

Finalement, la Warrior Mum est avant tout une femme libre.
Libre de choisir son destin. Libre de se battre pour sa maternité ou de redéfinir son projet de vie. Libre de

soutenir les autres ou de se recentrer sur elle-même. Libre de dire oui à la vie, quelle que soit la forme qu'elle prendra.

Elle sait que, peu importe l'issue de son combat, elle restera toujours une femme forte, entière et puissante.

Elle est celle qui inspire, qui ose, qui avance avec courage et vulnérabilité. Elle est celle qui prouve que la maternité n'est pas un devoir, mais une quête personnelle et intime, à mener selon ses propres règles.

Et toi ? Es-tu une Warrior Mum ?

Ce qui définit une Warrior Mum, c'est sa résilience, son questionnement, son courage de choisir son propre chemin.

Prends un moment pour répondre à ces questions:

Si tu es en parcours PMA :
✔ Suis-je en train de poursuivre ce parcours pour moi ou sous la pression sociale ou familiale ?
✔ Comment puis-je mieux vivre cette attente, ces hauts et ces bas émotionnels ?
✔ Quelle est ma définition du bonheur aujourd'hui ? Est-elle uniquement liée à la maternité ?
✔ Comment puis-je prendre soin de moi, mentalement et physiquement, au-delà des traitements médicaux ?

✓ Ai-je un réseau de soutien solide, ou est-ce que je devrais chercher plus d'aide ?

Si tu soutiens une femme en parcours PMA :
✓ Comment puis-je être une alliée bienveillante pour une amie, une sœur, une collègue qui traverse ce combat ?
✓ Est-ce que je prends le temps d'écouter sans juger ou donner des conseils non sollicités ?
✓ Suis-je consciente des mots que j'emploie lorsqu'on parle d'infertilité, de maternité, de PMA ?
✓ Comment puis-je contribuer à briser les tabous et à normaliser les conversations sur ces sujets ?

Si tu te questionnes sur ton désir d'enfant :
✓ Mon envie de maternité est-elle profonde et sincère, ou est-ce une attente de mon entourage ?
✓ Suis-je prête à accepter l'éventualité d'un chemin différent si la maternité ne se réalise pas ? ✓ Comment puis-je construire un projet de vie épanouissant, avec ou sans enfant ?
✓ Ai-je peur du regard des autres si je choisis de ne pas avoir d'enfant ? Comment puis-je m'en libérer ?

Si tu as déjà fait ton choix, quel qu'il soit :
✓ Ai-je fait la paix avec mon parcours, mes échecs, mes victoires, mes renoncements ?
✓ Comment puis-je inspirer d'autres femmes en partageant mon expérience ?

✓ Ai-je confiance en ma capacité à être heureuse, quelle que soit l'issue de mon combat ?

Si tu es devenue mère après la PMA :
Devenir mère après la PMA ne signifie pas que la bataille s'arrête. La maternité après un parcours semé d'embûches est une nouvelle aventure, avec ses propres défis, ses nouvelles interrogations et parfois même ses peurs persistantes. Mais c'est aussi un immense message d'espoir, la preuve vivante qu'un chemin, aussi difficile soit-il, peut mener à une lumière éclatante.

Les questions à se poser si tu es maman grâce à la PMA :
✓ Ai-je pris le temps de célébrer mon parcours et de reconnaître ma propre résilience ?
✓ Est-ce que je ressens encore le poids des épreuves passées, et comment puis-je mieux les apprivoiser ?
✓ Comment puis-je partager mon expérience pour aider d'autres femmes traversant ce parcours ?
✓ Ai-je trouvé un équilibre entre mon rôle de mère et ma propre identité en tant que femme ?
✓ Comment puis-je honorer mon cheminement et me rappeler la force qui m'a menée jusqu'ici ?

Aujourd'hui, mon combat personnel est devenu une mission : accompagner, informer et soutenir celles qui se battent encore. Briser les tabous autour de l'infertilité, partager des outils et créer des espaces où chaque femme se sent légitime dans son parcours sont au cœur de mon engagement.

Une Warrior Mum reste une Warrior Mum, bien après la naissance.

J'ai vu trop de femmes souffrir en silence, douter d'elles-mêmes, s'effondrer sous le poids de l'injustice biologique. **Personne ne devrait affronter ce combat seule.** C'est pour cela que j'ai créé ma communauté, écrit mes livres et mis toute mon énergie dans l'accompagnement des femmes en parcours PMA. Parce qu'une Warrior Mum ne combat jamais seulement pour elle-même, elle ouvre aussi la voie aux autres.

Si tu lis ces lignes, sache que tu n'es pas seule . Que tu sois en parcours, en réflexion, en reconstruction ou déjà devenue mère, ce que tu ressens est réel et légitime. Et surtout, tu es bien plus forte que tu ne l'imagines.

A mes yeux, **une Warrior Mum, c'est toi, c'est moi, c'est nous.**

La Warrior Mum

Force et Résilience face aux défis de la fertilité

CHAPITRE 2

Le prix d'une seconde chance

Dans mon livre *Concevoir en Solo*, je raconte le parcours du combattant qui m'a menée à la naissance de mon fils Gabriel. Un chemin semé d'embûches, où des relations amoureuses chaotiques, faites de *"on and off"*, se sont mêlées à l'urgence silencieuse d'une horloge biologique capricieuse. Ce mélange de déceptions et de prise de conscience m'a conduite, après bien des questionnements, à une décision aussi difficile que puissante: celle de me lancer seule dans la maternité.

Depuis 2015, mon esprit oscillait entre doutes existentiels et stratégies. Après un an de remises en question, de cheminement (et de monologues intérieurs interminables dignes d'une série Netflix), non seulement j'avais pris ma décision, mais j'avais aussi élaboré un véritable plan d'action. Et en 2016, mon petit miracle est arrivé, bouleversant ma vie et me confirmant que oui, cette décision, aussi audacieuse soit-elle, fut la meilleure que je pouvais prendre.

En juillet 2019, forte de cette expérience et animée par une envie irrépressible d'aider, j'ai commencé à partager mon histoire. J'ai dévoilé ce rêve devenu réalité – la maternité en solo – et, presque naturellement, j'ai commencé à accompagner d'autres femmes en parcours

PMA, convaincue que **personne ne devrait affronter cette aventure seule** (et surtout, que les termes médicaux méritaient une traduction en langage humain).

Et pourtant… dans un coin de ma tête, un autre rêve faisait doucement son nid. Discret mais persistant. Un deuxième projet de maternité. Un désir d'agrandir ma famille, de donner à Gabriel cette fratrie que je voyais grandir dans mon cœur. Alors, comme toute Warrior Mum qui se respecte, j'ai remis mon armure, affronté les doutes et les obstacles, et poursuivi ce rêve avec la même détermination et une bonne dose de patience.

Aujourd'hui, je vous partage mon histoire. Celle d'un vrai *parcours du combattant*, version *Warrior Mum++*. Une PMA solo, mais cette fois en étant déjà… maman solo. Oui, parce que pourquoi faire simple quand on peut faire compliquer, n'est-ce pas? Mon récit, comme celui des femmes en couple ou en solo que je relate dans ce livre, c'est juste le récit sincère d'un chemin où se mêlent force, vulnérabilité, quelques crises de larmes (merci les hormones) et beaucoup, beaucoup d'amour inconditionnel.

Se lancer dans une nouvelle tentative de maternité, tout en élevant seule mon fils, a été un acte de foi… et, soyons honnêtes, un petit grain de folie. Jongler entre mon rôle de maman solo, les injections et les échographies à n'en plus finir, ma vie de slasheuse — consultant en finance, coach en PMA, entrepreneur — et tout le reste, c'était un véritable numéro d'équilibriste.

À cela, ajoutez les montagnes russes émotionnelles, et vous obtenez un cocktail explosif.

Mais malgré les nuits blanches, les doutes et cette logistique de Super Mum, il y avait une conviction qui portait tout: celle d'offrir à mon fils Gabriel une fratrie, un compagnon de vie, une épaule sur laquelle s'appuyer quand, un jour, je ne pourrai plus tout être pour lui. Une mission de cœur, aussi épuisante que profondément ancrée en moi.

Je vous livre ce récit parce que chaque parcours compte, parce qu'il est essentiel de briser les silences autour de la PMA, surtout lorsqu'elle se vit en solo. Ce n'est pas une quête parfaite, ce n'est pas un conte de fées. C'est l'histoire d'une mère, avec ses doutes, ses espoirs et cette flamme intérieure qui refuse de s'éteindre. Parce qu'au-delà des obstacles, il y a toujours cette lumière, ce rêve persistant d'amour et de vie.

Installez-vous confortablement, un thé chaud ou un bon chocolat à la main, peut-être même un mouchoir... Parce que oui, la suite de mon histoire risque de vous faire passer par toutes les émotions. Rires, larmes, suspense... et peut-être un peu d'agacement face à l'univers qui, parfois, semble jouer à *"cap ou pas cap"* avec mes nerfs. Mais au-delà de ces montagnes russes, c'est un récit sincère, rempli d'amour, de vulnérabilité et de cette force qui naît quand on refuse de renoncer. Prête ?

Mars 2019, une envie viscérale de maternité m'envahit.

Comme, vous le savez déjà, dans mon premier livre, je vous ai parlé de mon enfance. J'ai grandi dans une famille de six enfants, entourée d'amour et de fous rires. C'était bruyant, vivant, et rempli de chamaillerie et de complicité.

Quand j'ai eu mon fils Gabriel à 39 ans, ce bonheur familial m'a semblé complet, j'étais vraiment heureuse et comblée. Pourtant, depuis qu'il a eu deux ans, qu'il interagit avec moi et joue beaucoup, un désir profond a grandi en moi : celui de lui offrir la même richesse, une fratrie, un complice pour partager son enfance.

En tant que maman solo, mon cœur oscillait entre cette envie viscérale de donner la vie à nouveau et la réalité, brutale et insistante : *Avais-je vraiment la force de recommencer cette aventure seule ?* Moi qui n'avais toujours pas trouvé *The One and Only*, cet homme prêt à s'engager pleinement et à partager mes rêves de maternité…

Ma vie amoureuse ressemble parfois à un remake de Bridget Jones, mais sans le pull de Noël de Mark Darcy et sans la fin romantique prévisible. Je pourrais écrire un guide de survie sur le célibat, non pas parce que je l'ai choisi avec une sérénité absolue, mais parce qu'il semble s'accrocher à moi comme un chewing-gum à une semelle neuve. Plus je le fuis, plus il revient en force, un peu comme ces textes d'ex qui surgissent de nulle part avec un « *Coucou, tu vas bien ?* » ... puis sans crier gare il disparaît aussi sec. Ces fameux « soleil - lune », celles qui ont lu mon premier livre savent de quoi je parle.

Les hommes les plus instables semblent peupler la terre, et j'ai parfois l'impression d'être une spécialiste du casting des relations les plus improbables. Entre celui qui confond engagement et prise d'otage et celui qui pense que *« on verra bien »* est un projet de vie, autant dire que la PMA m'a offert un parcours bien plus structuré que ma vie sentimentale.

Mais soyons honnêtes: ce n'est pas parce qu'on n'a pas trouvé "The One and Only" qu'on ne peut pas construire une vie pleine, vibrante et épanouissante. Et si l'amour se présente un jour, j'espère juste qu'il saura arriver à l'heure et sans bagages émotionnels en soute. En attendant, je continue d'écrire ma propre histoire, sans attendre un héros pour en tourner les pages.

Surtout que pendant ce temps, mon horloge biologique, jamais très discrète, tambourine dans ma tête, façon alarme de fin de partie : *« Tic-tac, tic-tac... Bijou, tu as 41 ans, qu'attends-tu ? Mais que vas-tu faire, enfin ? »* Un mélange d'urgence, de doutes et ce besoin vital d'écouter mon cœur, même si la logique, elle, semblait vouloir jouer les trouble-fêtes.

Je vous épargne les détails de mon taux d'AMH en berne, de ma FSH capricieuse et de ce décompte folliculaire presque déprimant. Déjà en 2015, les chiffres n'étaient pas glorieux, alors en 2019... inutile de vous faire un dessin. Mais au lieu de me laisser abattre par ces indicateurs implacables, j'ai choisi d'ignorer ces statistiques qui ne définissent pas mon histoire.

J'ai décidé de prendre le taureau par les cornes, d'écouter mon cœur plutôt que les courbes médicales, et d'avancer coûte que coûte vers cette dernière ligne droite. Car oui, l'envie de redevenir mère me brûlait de l'intérieur, intense , profonde. J'avais ce besoin puissant d'offrir à Gabriel un frère ou une sœur, un compagnon de vie.

Il me fallait un plan. Pas n'importe lequel. Un plan de *Warrior Mum Solo++*, taillé pour affronter les doutes, défier les chiffres et croire, encore et toujours, en la magie de la vie.

Mon plan de *Warrior Mum Solo++* était, comme toujours, simple, pragmatique et taillé sur mesure: gérer le temps, le budget et l'organisation pour anticiper au maximum les aléas de la PMA ; même si, soyons honnête, on n'est jamais totalement à l'abri d'une mauvaise surprise. Mais me préparer, c'était déjà mettre toutes les chances de mon côté pour vivre ce parcours avec plus de sérénité et de confiance.

Je n'ai pas hésité longtemps. Je savais exactement ce qui m'attendait : les piqûres quotidiennes, les prises de sang, les échographies, ce mélange d'espoir et d'anxiété permanent, les montagnes russes émotionnelles face aux échecs. Et si le miracle se produisait, il faudrait alors gérer la grossesse, les nuits blanches et la fatigue d'une nouvelle maternité. Mais dans la balance, j'avais aussi des atouts solides: mon aîné aurait 3 ans, il était déjà bien entouré et avec une nounou au top en plus; il allait faire son entrée en maternelle, devenant peu à peu plus autonome. L'organisation de la maison était bien rodée, et surtout, j'étais désormais bien mieux armée que lors de mon premier parcours en 2014, où je naviguais à l'aveugle dans un océan d'informations et de désinformation sur la PMA sur la toile.

Cette fois, j'étais coach en fertilité, soutenue par plus de cinq cliniques partenaires, avec une connaissance bien plus fine des processus, des options et des pièges à éviter. J'avais les clés, l'expérience et la détermination. Il ne me restait plus qu'à avancer.

J'ai longuement réfléchi, car la vie, pour une maman solo, et pour moi en particulier, ne se limite pas à ce lien précieux entre mon fils et moi. Bien sûr, Gabriel est au centre de mon monde, la source de ma plus grande joie, mais je sais qu'il aura besoin de bien plus qu'une maman aimante. Un jour viendra où mes bras, aussi réconfortants soient-ils aujourd'hui, ne suffiront plus à apaiser toutes ses peines, ni à recueillir ses confidences les plus profondes.

Je suis consciente qu'un enfant a besoin d'une épaule,

d'un complice, d'une oreille bienveillante, quelqu'un vers qui se tourner lorsque les mots deviennent trop lourds à partager avec un parent. C'est ce que je vois chaque jour dans ma propre fratrie. Depuis plus de 30 ans, mes sœurs et moi partageons tout: nos joies, nos douleurs, nos épreuves. Nous nous soutenons, pleurons et rions ensemble, formant ce lien indéfectible, cette force silencieuse qui nous maintient debout.
Notre mère, bien qu'à 6.000 kilomètres, à Kinshasa, est et restera notre roc. Son absence physique n'a jamais fragilisé cet amour, mais elle a rendu encore plus essentiel ce besoin de solidarité fraternelle. Et à elle non plus, je ne peux me confier comme à une sœur.

C'est pour cela que je ressens profondément cette envie d'agrandir ma famille. D'offrir à Gabriel, non seulement l'amour inconditionnel de sa maman, mais aussi une présence précieuse : un frère ou une sœur. Un pilier pour avancer à ses côtés, pour partager ses victoires, ses épreuves, ses premiers amours ou peine de cœur, ses premières nuits en boite etc… et, plus tard, ses souvenirs d'enfance. Un lien indélébile qui, lorsque moi, un jour, je ne pourrai plus être *tout* pour lui, restera gravé dans son cœur.

Et puis, il y a cette satanée horloge biologique, toujours là à me narguer, implacable, murmurant : « *Sans pression, Bijou… Tu as 41 ans. C'est maintenant ou fais une croix sur ce rêve.* »

Ce rêve, autrefois lorsque j'avais 25 ans, était si clair

dans mon esprit, avoir un mari aimant, quatre enfants rieurs jouant dans le jardin, et des repas chaleureux qui se terminaient en musique et battles de danse endiablées, vacances au soleil…. Un tableau parfait, rassurant, presque gravé dans mon cœur d'enfant. Pourtant, la vie, dans sa sagesse imprévisible, m'a doucement conduite sur un chemin différent. Un chemin que je n'avais pas envisagé au départ, mais qui n'a jamais été synonyme de renoncement. Ce rêve s'est transformé, prenant une forme plus profonde, plus vraie: celle d'embrasser la maternité pleinement, même en solo, et d'y découvrir un bonheur immense, entier.

Aujourd'hui, je ne ressens ni regrets, ni manques, mais une gratitude infinie pour cette vie que Dieu m'offre, dans toute sa complexité et sa beauté. Choisir de devenir mère seule n'a jamais été un plan B. Ce fut un acte de courage, mûri dans l'amour, porté par ce désir inné de donner la vie, d'aimer inconditionnellement. J'ai appris à honorer ce chemin, à dépasser les jugements, les doutes et les normes pour écouter l'essentiel à mes yeux: ne pas laisser passer la chance d'être mère, de sentir la vie grandir en moi et d'écrire ma propre histoire, à ma façon.

Et si demain, l'amour d'un compagnon doit croiser ma route, alors ce sera la cerise sur ce gâteau qu'est ma vie déjà si riche d'émotions et de sens. Mais en attendant, je vis pleinement. Le cœur débordant d'espoir et de sérénité, portée par cette aventure unique qu'est la maternité, avec cette force douce et puissante qui me rappelle chaque jour : *Tu es exactement là où tu dois être.*

Donc, oui, j'y allais, portée par l'espoir et la détermination, mais avec un plan bien précis en tête. **Mon plan A,** c'était de tenter une IAD (Insémination Artificielle avec Donneur). Pourquoi pas ? Après tout, cela avait déjà fonctionné pour mon fils, alors je me disais : *"Why not, avec un peu de chance, j'économiserai du temps, de l'argent et peut-être même des larmes."* Pourtant, je savais que le temps jouait contre moi. À 41 ans, je n'avais plus le luxe de m'acharner sur une solution que la médecine elle-même qualifie de moins efficace passer un certain âge. Alors, je m'étais promis : *un seul essai d'IAD, pas plus.*

Si cela ne fonctionnait pas, je passerais directement à **mon plan B :** *une FIV, avec une seule stimulation et une seule ponction.* Ensuite, je tenterais autant de transferts d'embryons que le nombre obtenu me le permettrait, jusqu'à épuisement du stock. Et si malgré tout, cela ne marchait pas, je l'accepterais. Car au fond, j'étais déjà une maman comblée, profondément reconnaissante d'avoir un enfant en bonne santé. C'était là ma plus grande victoire, mon pilier, ma force.

Je savais combien ce chemin était coûteux. Pas seulement financièrement, mais en temps, en énergie et en patience. Chaque déplacement, chaque traitement, chaque absence résonnait comme un véritable défi logistique, surtout en solo, avec un enfant en bas âge à gérer au quotidien. Pourtant, dans mon cœur, il n'y avait aucun doute : le jeu en valait la peine. Ce rêve, même semé d'embûches, méritait d'être poursuivi, porté par cet amour inconditionnel et cette envie intime de donner la vie, encore une fois.

La Warrior Mum

Force et Résilience face aux défis de la fertilité

CHAPITRE 3

Chose planifiée, chose faite !

En juillet 2019, déterminée, j'ai tenté une insémination artificielle avec donneur (IAD), utilisant le même donneur que pour mon fils Gabriel. Ce choix n'était pas le fruit du hasard, mais celui d'une décision mûrement réfléchie et profondément ancrée dans mon projet de vie. Dès 2016, à peine mon fils dans les bras, émue par ce miracle que je venais de vivre, l'idée d'une fratrie s'est imposée à moi. Ce besoin, viscéral, s'est transformé en action. Ce soir-là, mon fils dormait paisiblement dans son berceau, j'avais à peine quitté la maternité que, l'ordinateur sur les genoux, j'écrivais déjà à la clinique en Espagne pour réserver des paillettes du même donneur.

Les cliniques proposent généralement de conserver le reste du don pendant trois ans, moyennant des frais de conservation de 300 à 500 €. Un investissement que je n'ai jamais regretté, car il représentait bien plus qu'une démarche administrative : c'était un symbole d'amour, de continuité et d'un rêve depuis ce premier regard échangé avec mon fils.

Pleine d'espoir, je revenais de Barcelone, un aller-retour éclair, le cœur gonflé de certitudes. J'avais fait mon insémination, persuadée que cette nouvelle tentative allait fonctionner. Mon corps semblait me le confirmer, presque trop bien : seins tendus, nausées, fatigue, et ces envies soudaines de mangue, exactement comme lors de ma première grossesse. Tout semblait si prometteur…

Quatorze jours plus tard, le moment tant redouté du test de grossesse est arrivé. Ce matin-là, je me rends au laboratoire pour la prise de sang, l'estomac noué, mais le cœur encore rempli d'une douce conviction. *Cette fois, c'est la bonne.*

L'attente devient un supplice. Cette période suspendue entre espoir et peur, entre *peut-être* et *bientôt*, est presque insoutenable. Je scrute mon téléphone toute la journée, guettant la notification, retenant mon souffle à chaque vibration.

Enfin, le message tombe : *Vos résultats sont disponibles.* Mon cœur s'emballe. Je me connecte immédiatement au site du laboratoire, les mains moites. Je télécharge la feuille, l'ouvre d'un geste fébrile, et puis… les chiffres apparaissent : <5 UI/L. Ce seuil si bas, si cruel, signifiant l'absence totale de grossesse.

Un coup de massue.
Mes mains tremblent, ma gorge se serre et les larmes montent, incontrôlables. *Comment ? Pourquoi ?* Tout semblait parfait. Mon corps m'avait-il vraiment trahie ? J'avais *ressenti* cette vie, j'y avais cru si fort… Et pourtant,

la réalité était implacable.

Je m'effondre, submergée par cette immense vague de déception et de frustration. Un sentiment d'injustice m'envahit, amplifié par l'espoir si fort que j'avais osé nourrir.

Plus tard, j'ai appris que le corps peut parfois simuler des symptômes hormonaux post-IAD, même sans grossesse effective. Un jeu cruel de la biologie, un mirage, rendant la chute encore plus brutale. Mais sur le moment, seule la douleur parlait.

Je le savais pourtant. Après des années à collaborer avec des cliniques spécialisées en PMA, je comprenais le mécanisme cruel de la sélection naturelle. Les embryons porteurs de malformations sont souvent éliminés par le corps lui-même. Mais savoir cela n'allège pas la douleur, ni la frustration. J'avais fait confiance à ces signaux trompeurs, et je me retrouvais seule face à ce vide.

C'était mon premier échec de PMA. Un choc, une douleur sourde, comme un coup de vent brutal balayant en quelques jours à peine, des semaines, des mois même, de préparation, d'espoir et de sacrifices. J'ai alors ressenti, avec une intensité nouvelle, la peine que tant de femmes de mon groupe Facebook partagent lorsqu'elles affrontent ces tempêtes silencieuses. On ne mesure pas toujours à quel point cet échec pèse : des jours de piqûres, des ajustements hormonaux, une organisation mentale, physique et financière rigoureuse… et malgré tout, en un instant, tout semble s'effondrer.

Mais je suis une *Warrior Mum Solo++*. Ce combat, je l'ai choisi, et il n'est pas terminé. Je refuse de laisser cet échec me définir. Alors, j'accueille la déception, je lui laisse l'espace d'exister, sans pour autant lui permettre de briser ma détermination. Mon corps, lui, a besoin de repos. Trois mois de pause. Trois mois pour guérir, se régénérer, retrouver sa force.

En novembre, je me relèverai. Plus déterminée, mais aussi plus sage. Mon objectif est clair : traverser sereinement les fêtes de fin d'année, et dès février ou mars 2020, me relancer, prête, vers un transfert d'embryon. Parce que l'espoir, même ébranlé, ne s'éteint jamais vraiment. Il vacille parfois, mais il grandit, plus fort, plus résilient, porté par cet amour immense de celle qui croit encore et toujours en la vie.

C'est à cette période que je publie sur Instagram : **"Hope is not cancelled"**, comme un mantra, un cri du cœur, un slogan auto-consolateur.

Déterminée à ne pas abandonner, je passe au *plan B*. Cette fois, ce ne sera plus une simple tentative. J'opte pour un parcours plus ambitieux, plus éprouvant aussi : une stimulation ovarienne suivie d'une ponction. Une décision réfléchie et assumée. Cette fois, ce sera une FIV (fécondation in vitro). Un défi de plus, mais surtout une nouvelle chance.

Et moi, je suis prête.

La fécondation in vitro (FIV) classique se déroule en plusieurs étapes, s'étalant généralement sur 4 à 6 semaines. Tout commence par la phase de stimulation ovarienne, qui dure environ 10 à 14 jours. Durant cette période, des injections hormonales sont administrées quotidiennement afin de stimuler la maturation de plusieurs ovocytes, augmentant ainsi les chances de réussite.

Une surveillance médicale à l'aide d'échographies et de dosages hormonaux sont faits pour suivre l'évolution des follicules (nos œufs). Une fois qu'ils ont atteint la taille et la maturité optimales, une injection de déclenchement de l'ovulation est administrée environ 36 heures avant la ponction.

La ponction ovocytaire est réalisée sous anesthésie locale ou générale. À l'aide d'une fine aiguille guidée par échographie, les ovocytes matures sont prélevés directement dans les ovaires.

Les ovocytes prélevés sont ensuite fécondés en laboratoire. Et les embryons obtenus sont ensuite cultivés pendant quelques jours. Pendant cette période, les biologistes surveillent la qualité des embryons et leur capacité à se diviser correctement.

Lorsque l'embryon atteint un stade de développement

optimal, le transfert embryonnaire a lieu. Enfin, 12 à 14 jours après le transfert, un test sanguin est effectué pour confirmer, ou non, la grossesse.

Il faut savoir que ce processus, bien que médicalisé, reste une épreuve émotionnelle forte, nécessitant un accompagnement bienveillant et beaucoup de courage.

Donc, me voilà repartie pour un nouveau *tour de manège* : piqûres et échographies tous les deux jours pendant 14 jours. Les *Warrior Mums* qui sont passées par là comprendront… Ce marathon hormonal où l'on jongle entre le boulot, les rendez-vous médicaux, les injections d'hormones et leurs effets secondaires dignes d'un *drame hollywoodien*. Un cocktail explosif qui joue sur le corps et l'humeur : un jour, on se sent prête à conquérir le monde, le lendemain, on pleure devant une publicité de yaourt.

Mais moi, j'avais un petit bonus: un enfant de 3 ans à gérer, en solo bien sûr. Entre les piqûres du matin, la course à l'école, les échographies entre deux réunions Zoom, et le retour à la maison avec un petit bonhomme plein d'énergie, je ne savais plus si j'étais dans un parcours PMA ou en plein tournage de *"Super Maman : le défi ultime"*. Un combo digne d'une Warrior Mum++, version survie avancée; mais pourtant, dans mon cœur, il n'y avait aucun doute : ça en valait chaque aiguille, chaque crampe d'ovaire et chaque montée émotionnelle.

Puis, vient le premier appel tant attendu de la

coordinatrice médicale. Sa voix douce et professionnelle retentit :
— *"Madame Bulindera, nous avons de bonnes nouvelles : la stimulation et la ponction ont bien fonctionné. Douze ovocytes ont été collectés, dont huit de bonne qualité !"*

Huit ! J'en oublie presque la douleur des injections. C'est extraordinaire à mon âge ? Huit ovocytes de qualité ! Mon cœur s'emballe, mon horloge biologique me fait la tête, et ce soir-là, je m'endors le sourire aux lèvres, déjà en train d'imaginer cette future fratrie.

Mais deux jours plus tard, nouveau coup de fil. Toujours cette même voix douce, mais cette fois, un ton plus mesuré :
— *"Alors, sur les huit ovocytes, cinq ont été fécondés avec succès et sont désormais des embryons."*
Cinq ? Bon… J'essaie de rester positive. *Cinq, c'est déjà bien !* Mais la réalité me rattrape vite : je veux des blastocystes, ces embryons développés jusqu'au stade ultime de J5, donc 5 jours pour maximiser mes chances. Parce qu'à mon âge, les statistiques sont claires : seuls les plus robustes vont au bout du chemin.

Encore deux jours plus tard, mon téléphone sonne à nouveau. Je décroche avec cette boule familière dans le ventre.
— *"Madame Bulindera… il ne reste qu'un seul embryon viable à J5."*

Un seul. Un silence s'installe.

— *"Mais… il est parfait. Votre embryon survivor."*

Un seul. De douze ovocytes à un unique embryon… La chute est vertigineuse, presque cruelle. Je m'étais préparée aux pertes, bien sûr. C'est normal, m'avait-on dit. Mais là ? Douze. Puis huit. Puis cinq… Et un seul, comme si toute ma maternité tenait sur un fil, dans ce minuscule miracle, figé dans son tube de culture. Moi qui dans le plan B, ma FIV devait me donner autant d'option d'essai que d'embryon. Je n'avais plus qu'une option.

Ce soir-là, je ne suis plus aux anges. Mon horloge biologique me nargue, le doute m'envahit, et l'euphorie a laissé place à un désenchantement amer.
Mais au fond, dans ce petit *Survivor*, il y a encore une étincelle d'espoir. Un seul, oui… mais un espoir vivant. Et parfois, un seul peut suffire. Je pense mais…

Je rentre chez moi, dévastée, submergée par un tourbillon d'émotions contradictoires. Un mélange intense de gratitude – car oui, j'ai au moins un espoir, un unique embryon, un *Survivor* qui s'est battu pour arriver jusqu'ici – et, en même temps, une peur immense qui m'étreint. Une seule chance, un seul espoir. Et si… *Et si cet unique embryon ne s'accrochait pas ?* Est-ce que tout s'arrêterait là, si près du but ? Après tant de chemin parcouru, après tant de courage rassemblé, est-ce ainsi que se clôturerait cette histoire ?

Je tente de me raisonner, de repousser ces pensées

sombres. **Pense positif, Bijou... Tu es forte, tu es une Warrior Mum++**. Je me parle, j'essaie de me motiver, de me rappeler toutes ces fois où j'ai cru en l'impossible. Mais là, dans cet instant de fragilité absolue, les mots résonnent creux. Le doute est plus fort, l'épuisement me gagne. Et pourtant, au creux de cette tempête intérieure, un murmure persiste, ténu mais résilient : ***il n'en faut qu'un... Un seul peut suffire***.

À chaque fois que la clinique m'appelait, mon cœur se serrait, suspendu à cette seconde d'incertitude, comme s'il pouvait s'arrêter à l'annonce du verdict.

Officiellement, c'était pour m'informer, avec douceur, combien d'ovocytes avaient survécu. Mais moi, je n'entendais que le nombre de ceux qui avaient échoué. Je voyais le verre à moitié vide, incapable d'ignorer cette descente vertigineuse : *De douze ovocytes à... un seul ? Tout ça, pour ça ?*

Et dans le tumulte de ces pensées, une vérité glaçante s'imposait : je savais que, dans mon plan de *Warrior Mum solo++*, je n'allais pas m'acharner sur mon corps. Plus de 41 ans, ce n'était pas rien. Je connaissais les chiffres, les courbes déclinantes des taux de réussite, les statistiques implacables que les cliniques annoncent avec précaution. J'avais déjà puisé dans mes dernières réserves : ce lot de huit ovocytes de « qualité » s'était réduit à un unique espoir.

Finalement, il ne me restait qu'une seule chance. Une

seule tentative. Un unique battement d'espoir fragile... mais bien réel.

« Mais pourquoi les ovocytes de bonne qualité ne donnent-ils pas tous des embryons de bonne qualité ? » Cette question me hantait, tournant en boucle dans mon esprit, comme une énigme cruelle à laquelle personne ne semblait pouvoir répondre clairement.

Je m'étais accrochée à l'idée que la qualité des ovocytes était la clé, qu'avoir huit ovocytes de « bonne qualité » garantissait presque huit chances, huit promesses de vie ou au pire quatre ou cinq, mais pas un seul !

Pourtant, la réalité était bien plus complexe, impitoyable même. Derrière ces chiffres rassurants se cachaient des mystères biologiques que même la médecine ne contrôle pas totalement. La fécondation, le développement cellulaire, la division parfaite, tout devait s'aligner avec une précision absolue.

Et moi, je restais là, déconcertée, face à cette vérité: la qualité ne garantissait pas la vie. De douze à un seul... *Pourquoi ?*

Mais au fond, ce questionnement ne menait qu'à plus de douleur. **Il ne restait plus qu'une seule chose à faire : croire en cet unique embryon, cet unique espoir, et lui murmurer *Accroche-toi. Tu es déjà un miracle.***

CHAPITRE 4

Puis est venu le covid 19

Mon projet était prêt. Mon embryon Survivor m'attendait. Mais le destin s'en est mêlé. J'avais prévu de reposer mon corps un mois ou deux et ne pas faire un transfert frais dans la foulée de la stimulation et la ponction. Donc, je devais préparer mon endomètre pendant 30 à 70 jours, pour avoir l'épaisseur parfait pour le transfert.

Alors en Février, je commençais ma première piqure intramusculaire pour être prête vers Mars, Avril, Mai selon les désirs de mon corps.

Et... en Mars 2020. Le monde entier bascula dans la pandémie. Les cliniques fermèrent, les frontières se fermèrent, et avec elles, mon projet fut mis sur pause.

En effet, le transfert de mon embryon *Survivor*, prévu pour mars 2020, avait été brutalement annulé, balayé comme tous les projets du monde entier. Repoussé à une date inconnue, suspendu dans cette incertitude globale où plus personne ne savait de quoi demain serait fait. Cette fin du monde qui nous a fait réaliser que la vie n'est pas un acquis.

Et pendant que le monde s'arrêtait, un autre besoin

grandissait en moi, plus urgent encore : revoir ma mère. Elle était seule, à des milliers de kilomètres, en Afrique, suivant l'évolution de cette catastrophe à travers les médias, isolée, loin de ses proches.

Alors, lorsque le premier déconfinement a été annoncé, mon cœur n'a plus hésité. Mon embryon pouvait attendre un mois de plus. La priorité était ailleurs, dans ce lien profond, cette envie de retrouver ma mère, de la serrer dans mes bras après tant de mois d'angoisse.

C'est ainsi qu'en octobre 2020, j'ai glissé quelques exemplaires de mon livre *Concevoir en Solo* dans ma valise, pour mes lectrices locales, et j'ai pris l'avion pour Kinshasa avec mon fils de 4 ans.

Ce voyage devait être court, juste le temps de retrouver l'essentiel, de permettre à Gabriel de renouer avec sa grand-mère, de savourer ces retrouvailles tant espérées.

Mais, hélas, trois semaines plus tard, la France replongeait dans un nouveau confinement. Et moi, j'étais toujours là, au cœur de Kinshasa, bloquée… mais pas prisonnière. Mon projet bébé était en suspens, certes, mais ce contretemps allait se transformer en une aventure humaine inoubliable, riche de rencontres, d'émotions et de moments précieux en famille. **Une belle histoire que je vous raconterai dans le chapitre suivant.**

De retour à Paris après 3 mois, j'ai réalisé que cela faisait

1 an que mon projet était en suspens.

A chaque nouvelle vague épidémique, chaque annonce de confinement, je me surprenais à me demander : *Était-ce un signe ? Un message pour me faire renoncer ?* Chaque appel de la clinique, c'était toujours la même phrase qui résonnait dans l'écouteur : « *Nous devons reporter votre transfert à cause des restrictions.* ».

Une année et demie… presque deux ans d'attente. Pour une femme de 41 ans, engagée dans une course effrénée contre le temps, contre cette horloge biologique implacable, c'est énorme. Chaque mois qui passe, chaque report, chaque délai imposé semble effacer un peu plus l'espoir, comme si la vie elle-même testait ma patience, mes limites. Ce n'était pas juste du temps perdu, c'était des chances qui s'amenuisaient, une urgence silencieuse qui me rappelait, jour après jour, que le temps ne se rattrape pas.

Deux ans. Deux longues années d'attente. De frustration. D'angoisse. Deux ans de plus sur mon horloge biologique, impitoyable, rappelant que le temps avançait, que mon corps changeait. Et pendant ce temps, mon unique embryon était là, congelé, en suspens, figé dans le temps… alors que moi, mon corps de femme me lâchait.

Parfois, l'impression d'un destin qui s'acharnait, me hantait. Comme si chaque obstacle cherchait à m'épuiser, à m'éroder lentement, me poussant à baisser les bras. Mais je n'ai pas cédé. Parce qu'au fond de moi, ce rêve de fratrie, ce désir profond d'un deuxième enfant, était plus fort. Ce rêve me portait. Alors, malgré le doute, malgré le temps qui passait, j'ai tenu bon. Parce que l'espoir, même malmené, même différé, restait vivant.

De nature optimiste, j'essayais de voir mon verre à moitié plein. Plus les écoles fermaient, plus le monde semblait se figer autour de nous, et pourtant, dans ce chaos, un trésor inattendu s'est révélé : du temps, du vrai temps, précieux et suspendu, avec mon fils Gabriel. Chaque journée passée ensemble, chaque rire partagé, chaque câlin volé au milieu de ce silence forcé renforçait notre lien de façon profonde et indélébile.

La maison s'était transformée en une petite école chaleureuse où chaque activité guidée à distance par son école maternelle devenait un moment de complicité. Ensemble, nous dessinions, découpions, pétrissions de la pâte à modeler, peignions de toutes les couleurs, créant des œuvres parfois abstraites mais toujours pleines de joie. Voir Gabriel s'émerveiller devant une simple tâche de peinture ou la forme d'un découpage me rappelait la beauté de l'innocence et la richesse de ces instants simples.

Et plus je partageais ces moments avec lui, plus mon désir de lui offrir une fratrie devenait puissant et enraciné. Je voyais à quel point il avait de l'amour à donner, tant d'espace dans son cœur pour accueillir un complice, un confident, un autre petit être avec qui grandir et partager ces découvertes. Ce n'était plus seulement un rêve lointain, mais une conviction solide, enracinée au plus profond de moi. L'idée de lui offrir un frère ou une sœur devenait une évidence, un prolongement de cet amour infini que je ressentais pour lui. Un amour qui, malgré les reports, malgré l'attente et l'incertitude, me donnait la force de continuer à y croire, à espérer, encore et toujours.

Plus que jamais, je réalisais que je n'avais qu'une seule chance et que je venais de prendre 2 ans de plus à cause de la satanée pandémie ! A 43 ans, je n'avais plus qu'une seule option du plan B, je ne pouvais pas changer ou même miroiter.

Mes émotions étaient confuses, tiraillées entre des contradictions violentes : le désespoir, les doutes, la frustration et l'anxiété s'entremêlaient, m'envahissant jusqu'à me donner le tournis. Je pestais, je râlais, je m'en voulais de ressentir tant de tourments alors que, quelque part, je savais la chance d'avoir déjà un enfant.

Mais on m'aurait sûrement dit : « *Tu ne peux pas te plaindre, tu es déjà maman.* »

Mais pourquoi pas ? Une souffrance est une souffrance. Ce n'est pas parce qu'il existe des douleurs plus grandes que la mienne, que celle que je ressentais méritait moins d'être entendue. C'était mon parcours, mes échecs, mes montagnes russes d'émotions, et ils méritaient d'exister pleinement. Être coach de vie, accompagner les femmes en PMA, ne m'immunise pas contre la vulnérabilité. Avant tout, je suis humaine. J'ai appris que la seule façon d'avancer, c'est d'accueillir ses émotions, sans honte ni retenue. Les identifier, les nommer, les exprimer… C'était la clé pour apaiser cette tempête intérieure, un chemin vers la guérison.

Alors oui, j'ai eu besoin de me plaindre, de pleurer, de crier parfois, pour évacuer cette douleur et retrouver ma force. Et avec le temps, ce processus m'a redonné ce qui m'avait tant manqué : l'espoir et la positivité.

Finalement, j'ai choisi de faire confiance. Confiance en cet unique embryon, ce petit *Survivor* qui, je le sentais au plus profond de moi, deviendrait **mon Warrior Baby.**

CHAPITRE 5

Mettre le cap vers Barcelone

Heureuse et soulagée, les barrières étaient enfin levées : mon test Covid était négatif et le rendez-vous tant attendu fixé à ma clinique habituelle, on ne change pas une équipe qui gagne.

Le 15 juillet 2021, à 20 heures, je suis dans mon salon, imprimant fébrilement le formulaire PLF (Passenger Locator Form) afin de pouvoir prendre mon vol le lendemain pour Barcelone. Le covid est encore présente, les voyages sont compliqués. Vaccin, formulaire, tests PCR... Tout est prêt. Je boucle ma valise, prête à affronter l'inconnu.

Avant mon départ, l'organisation de la garde de mon fils aîné a été une étape délicate, empreinte d'émotion. En tant que maman solo, confier mon petit garçon à ma nièce pour la nuit me pesait, même si je savais qu'il était entre de bonnes mains. Le moment de la séparation fut bouleversant, son petit regard plein d'incompréhension et ces habitudes d'être exclusivement avec maman à cause du confinement, et mes larmes retenues, un mélange de courage et de culpabilité.

Le lendemain matin, alors que je me réveillais dans cette

ville vibrante, baignée par la lumière catalane, j'ai reçu une vidéo de sa nounou. Mon fils y apparaissait, si mignon, tenant fièrement une petite marguerite qu'il avait cueillie pour moi. Ce geste simple et pur a réchauffé mon cœur, me rappelant pourquoi je fais tout cela, pourquoi chaque étape de ce parcours a du sens.

Barcelone, avec ses ruelles animées, son architecture fascinante et l'énergie chaleureuse de ses habitants, m'a toujours apporté un sentiment de liberté et d'apaisement.

14 heures. Me voilà dans la clinique, allongée, le cœur prêt à exploser. Le transfert d'embryon ne dure que vingt minutes, mais l'émotion est immense. Je garde les mains sur mon ventre, murmurant en silence : « *Accroche-toi, warrior baby, accroche-toi.* »

Après le transfert, cette fois, je ne repars pas immédiatement. J'ai besoin de ce moment à moi. Alors, je marche sur la plage de Barcelone, pieds nus dans le sable, le cœur léger. C'est un moment de paix, un instant suspendu où je me reconnecte à mon corps, à mon rêve, sans les tracas de Paris, sans enfant, juste me, myself and I.

Oh que j'aime cette ville. Barcelone, c'est un mélange envoûtant d'art, de culture, de gastronomie et de soleil. Les façades colorées, les ruelles animées, l'odeur de la mer… C'est mon lieu d'énergie. C'est la ville qui m'a permis d'avoir un fils.

Je profite de ces instants car je sais qu'au retour, le stress sera inévitable. Je connais le parcours du combattant qu'est la PMA et qu'on ne s'y fait jamais.

Ces fameux quatorze interminables jours !

De retour en France, l'attente reprend. Mais cette fois, elle semble encore plus lourde, plus solennelle. Quatorze jours... Quatorze interminables journées à osciller entre espoir et doute, à surveiller le moindre signe, à retenir mon cœur de trop espérer tout en priant en silence.

Et puis, enfin, le résultat du laboratoire arrive. Un simple document. Pas de mots réconfortants, juste des chiffres. Je défile la page jusqu'au taux de bêta-HCG. Mon cœur s'emballe. Ce chiffre... il dépasse le seuil. Il indique bien une grossesse positive. Un soulagement, mais aussi un choc. C'est là, noir sur blanc, scientifique, précis... mais presque irréel.

Je relis encore et encore, comme si ces chiffres allaient changer, comme si ce miracle était trop fragile pour être vrai. *Positif.* C'est confirmé. Ce petit embryon, mon *Survivor*, s'est accroché. Mon *warrior baby* est là, bien là. Un mélange d'émerveillement, de gratitude infinie et de larmes contenues m'envahit. Après tant de mois d'attente, tant d'espoirs brisés, mon corps porte enfin la vie.

Après deux longues années d'attente marquées par

l'incertitude, les échecs et le cauchemar du covid, je n'en crois pas mes yeux, j'ai le souffle coupé.

Le poids des derniers mois semble s'effacer, les reports, les tests annulés, la peur d'un nouvel obstacle... tout cela disparait en un instant face à ce miracle. J'ai relu le résultat encore et encore, comme pour m'assurer que je ne rêvais pas, que cette victoire m'appartenait vraiment.

Il est temps pour moi, de m'habiller de mon rituel de positivité, c'est-à-dire que chaque jour est une victoire et qu'il faut le reconnaitre puis remercier Dieu ou le noter dans un carnet de gratitude, cette méthode me permet de recharger les batteries et me vider des pensées polluantes et stressantes.

Je le sais et les warrior mums qui sont déjà passée par là le savent également. En PMA, comme pour toutes les grossesses, chaque étape est un fragile équilibre entre espoir et crainte. Le test positif n'est qu'un premier souffle d'espoir, mais la réalité, elle, se construit progressivement, par étapes. Le bébé n'est réellement considéré comme *accroché* qu'au terme du premier trimestre, aux alentours de trois mois, lorsque le risque de fausse couche diminue de façon significative. C'est le moment où l'on commence à respirer un peu mieux, mais où l'angoisse reste tapie, prête à resurgir au moindre signe.

Puis vient le cap de la viabilité, autour des cinq à six mois de grossesse, où le bébé, bien qu'encore prématuré, aurait une chance de survivre avec des soins adaptés s'il venait à naître trop tôt. Mais jusque-là, chaque semaine, chaque échographie, chaque symptôme ressenti ou absent peut devenir une source d'émotions intenses, tant la peur de perdre cet être attendu avec tant de patience est grande.

Ce sont des étapes émotionnellement fragiles, des montagnes russes qu'il faut apprendre à dompter.

S'ancrer dans le présent, célébrer chaque petite victoire sans trop se projeter, tout en gardant la foi en son corps et en la vie qui grandit. C'est un exercice difficile, mais aussi profondément humain, où la vulnérabilité côtoie la plus grande des forces : celle de l'amour maternel, inconditionnel, dès les premiers instants.

La Warrior Mum

Force et Résilience face aux défis de la fertilité

CHAPITRE 6

Les rêves ont un prix, et l'espoir aussi

Mais ce parcours vers la maternité n'a pas été sans souffrance. Dès le premier mois, des complications sont venues assombrir cette joie si fragile.

Tout a commencé par des *spotting*, ces légers saignements qui, bien que parfois anodins, réveillent une peur immense quand on a tant attendu ce moment.

Mon gynécologue habituel, celui en qui j'avais toute confiance, était en vacances. Une absence qui tombait au pire moment, celui de ma première échographie et avec ces fameux spotting. Je savais qu'il aurait su trouver les mots pour apaiser mes inquiétudes, répondre à mes questions, et m'offrir ce sentiment de sécurité dont j'avais tant besoin. Mais à la place, je me retrouvais seule, à fouiller frénétiquement sur Doctolib, cherchant un médecin gynécologue disponible à la dernière minute et sachant que c'était une denrée rare, je n'allais pas faire ma difficile.

Je cliquais sur le premier nom proposé autour de chez moi, plus préoccupée par la rapidité de l'obtention d'un rendez-vous que par la réputation du praticien. Après tout, me disais-je pour me rassurer, ce n'était qu'un rendez-vous ponctuel.

Le lendemain, me voilà dans une salle d'attente impersonnelle, où le silence pesait autant que ma nervosité. Lorsque mon nom fut appelé, je découvris un homme au regard glacial et au ton distant. Pas un sourire, pas une phrase pour alléger la tension. À peine avais-je expliqué que j'étais enceinte grâce à une PMA en solo que j'ai senti un mur invisible se dresser entre nous. Son regard s'était fait plus froid encore, presque méprisant.

Dans ce moment si fragile, je m'accrochais à l'espoir qu'il ferait son travail avec professionnalisme, peu importe ses opinions. Mais ce n'était qu'une illusion.

Après m'avoir fait une échographie expéditive, sans un mot rassurant, il posa le diagnostic : **un décollement placentaire**. Ses paroles furent assénées comme un couperet, sans égard pour mon anxiété ou mes espoirs. « C'est un signe de la nature, hélas ! », lâcha-t-il, avec un ton presque moralisateur, comme si cette grossesse en solo ne méritait pas d'exister.

Je me sentis envahie par un mélange de colère, d'injustice, et de vulnérabilité. À cet instant, il ne voyait pas une patiente inquiète. Il voyait une femme seule qui avait défié ses croyances, sa vision archaïque de la maternité, et peut-être même l'ordre naturel des choses tel qu'il le concevait. Mais avec l'expérience que j'avais et les témoignages de mes warrior mums, je savais qu'il y a énormément des gynécologues qui ont oubliés que leur rôle premier est d'accompagner et de soutenir les patientes en laissant leur jugement en dehors du cabinet médical.

Sur le moment, j'avais envie de crier, de lui rappeler qu'aucune grossesse, qu'elle soit en solo ou en couple, n'était "contre nature". Mais je me suis tue, avalant ma rage, comme je l'avais fait face à tant d'autres jugements depuis que j'avais entrepris ce parcours.

Je sortis du cabinet, le cœur lourd, les jambes tremblantes, mais une pensée claire en tête : je ne laisserai personne, pas même un médecin, réduire ma grossesse à un "signe de la nature". Ce petit être que je portais en moi méritait toutes mes forces, tout mon amour, peu importe ce que les autres pouvaient penser.

J'ai été tentée d'aller sur internet pour voir ce qu'était un décollement placentaire mais je me suis ravisée car je me doutais du flux d'information aussi flippants et intox que je risquais d'avoir. Et comme, j'ai appris à me préserver, j'ai opté pour aller prier et méditer à la place du net.

Mais trois semaines plus tard, les spotting sont de nouveau apparus puis le mois suivant encore.
Les jours ont passé, rythmés par l'angoisse et des saignements répétés. Trois fois en trois mois, j'ai franchi les portes des urgences, le cœur oppressé, tremblante à l'idée d'une issue tragique. Trois nuits d'attente

interminable, à prier, à supplier ce petit être de s'accrocher, de continuer à se battre. Je lui murmurais, les mains posées sur mon ventre : **Warrior baby, accroches toi, je crois en toi.**

À chaque passage, les mêmes mots des urgentistes résonnaient, à la fois réconfortants et terriblement fragiles : *"Votre bébé est là, bien accroché. Rassurez-vous."* Mais comment l'être vraiment ? Comment retrouver la sérénité quand la vie naissante semble danser sur un fil si ténu, si fragile, qu'à chaque instant, tout pourrait basculer ?

Tout le premier trimestre a été un véritable combat, un équilibre fragile entre espoir et positivité forcée. Chaque jour, j'essayais de ne pas sombrer, de rester connectée à cette vie qui grandissait en moi, aussi délicate et vulnérable soit-elle.

Pour m'apaiser, surtout lors de ces interminables heures passées dans la salle d'attente des urgences, j'ai trouvé une manière de canaliser mes pensées : je notais des prénoms. Des dizaines de prénoms, avec leur signification, comme si lui donner un nom, une identité, pouvait conjurer le sort et renforcer ce lien naissant. D'un côté, les prénoms de garçons, à peine une dizaine. Et de l'autre, une liste presque infinie, plus de soixante prénoms de filles, chacun chargé de sens, d'espoir et de promesses : Zoé, *la vie* ; Jade, *pierre précieuse* ; Joséphine, comme ma mère ; Ambre, *l'immortelle* ; Joyce, *la joie* ; Eliana, *Dieu donne* ; Eva, *donner vie*.

Dans cette salle d'attente à Neuilly-sur-Seine, au carrelage gris et froid, reflétant l'atmosphère pesante de cette période postpandémique, écrire ces prénoms devenait mon refuge. C'était plus qu'un simple exercice. C'était un rituel, une façon de m'évader de la peur, d'imaginer l'avenir au lieu de me laisser engloutir par le doute.

Chaque échographie, cependant, ramenait cette tension à son paroxysme. Mon cœur s'emballait à l'idée d'entendre le verdict, redoutant à chaque fois que l'histoire prenne une tournure tragique. Et pourtant, les urgentistes, toujours bienveillantes, posaient l'écran face à moi et murmuraient : « *Regardez, Madame Bulindera, votre bébé est là, bien accroché. Vous pouvez rentrer chez vous, mais évitez de porter du poids.* »

Mais alors, pourquoi ces saignements ? Pourquoi ce rouge qui venait sans prévenir, ravivant chaque fois cette peur? Mais malgré tout, je m'accrochais à cet espoir, à ces prénoms griffonnés comme des promesses de vie, me répétant : *Warrior baby, je crois en toi, continue à te battre.*

Quand j'ai évoqué mes inquiétudes, l'une des médecins m'a demandé si j'avais eu recours à la FIV. J'ai acquiescé. Elle m'a alors expliqué que les saignements étaient fréquents après une FIV.
Pourtant, c'était la première fois que j'entendais cela. J'ai donc appelé la clinique, qui a confirmé que ces

symptômes, bien que troublants, n'étaient pas rares et pouvaient avoir plusieurs causes.

Les saignements pouvaient être liés à l'implantation de l'embryon, un phénomène normal survenant lorsque l'embryon s'accroche à la paroi utérine, pouvant provoquer un léger spotting. Ils pouvaient également être causés par les traitements hormonaux, comme la progestérone et les œstrogènes, qui fragilisent les vaisseaux sanguins de l'utérus. Un autre facteur pouvait être un hématome sous-chorialique, un petit amas de sang entre le sac gestationnel et l'utérus, souvent bénin bien qu'impressionnant. Enfin, les modifications du col de l'utérus sous l'effet des hormones pouvaient également entraîner des saignements légers, parfois après un examen médical ou des rapports. Ces explications m'ont un peu rassuré.

Et de retour à la maison, je n'y pensais plus car j'avais vu mon bébé accroché en échographie, j'étais rassurée. Comme un pacte silencieux entre mon embryon Survivor et moi, je lui répétais : « *Je crois en toi, ne lâche pas* ». Je restais positive, malgré tout et surtout, je n'étais pas seule, mon fils Gabriel était là et il avait besoin de moi du haut de ses 5 ans.

CHAPITRE 7

La vieille école: le verdict inattendu

L'échographie au deuxième mois. Un moment censé être calme, technique, presque routinier… sauf quand on vit une grossesse post-PMA échaudé par les spottings.

Mon gynécologue habituel était enfin de retour. Vous savez, le grand grisonnant dont je parlais dans mon premier livre, celui à la franchise désarmante mais à la compétence rassurante et qui me suit depuis plus de 15 ans. Celui qui vous regarde droit dans les yeux en vous balançant des vérités sans anesthésie locale.
Je lui raconte alors, d'un ton digne mais inquiet, l'épisode du fameux décollement placentaire diagnostiqué par un remplaçant trouvé sur Doctolib, celui qui m'a presque envoyée en alerte rouge au son de *« il va falloir s'arrêter sérieusement Madame »*.

Il vérifie. Se concentre. Et là, d'un ton étonné mais neutre, il me dit :
— Je ne vois absolument rien. Zéro. Nada. Le placenta est parfait.
Puis, pris d'un élan de solidarité tardive pour son confrère en panique, il ajoute :
— C'est sans doute les spottings, avec la PMA, c'est

fréquent. Mais vraiment… il a dû se faire peur tout seul.

Je respire. Enfin. Une minute de silence intérieure pour toutes les alertes inutiles que l'on vit en PMA. Puis… changement d'ambiance. Il se détend, sourit, presque taquin (oui, ça arrive), et me dit:
— Bon, voulez-vous connaître le sexe du bébé ?
Je le regarde, bouche bée.— Là ? Déjà ? Mais je suis à deux mois à peine! Normalement, c'est à 80% fiable au-delà du 4ème mois, n'est-ce pas ?

Il rit. Un vrai rire, genre *« voyons, jeune padawan »*, et lâche fièrement :
— Je suis de la vieille école. **Et moi, je vois une fille.**

Pause.

Mon cœur bondit. Une fille ? Après un garçon ? Le choix du roi ? Moi ?
Mais comme je suis méfiante (merci les montagnes russes des hormones), je lui lance en plaisantant mais pas trop quand même :
— Si ça change à la prochaine écho, je ne vous adresse plus jamais la parole.

Il a ri. Moi aussi. Mais au fond, une petite voix murmurait déjà : *et si c'était vraiment elle ? Le bonheur d'avoir une fille et un garçon, mon rêve.*

À la fin du premier trimestre, miracle: plus aucun spotting, plus de voyages aux urgences. La paix et le bonheur régnaient enfin, et je pouvais pousser un grand ouf de soulagement. Pour la première fois depuis des mois, je retrouvais un semblant de légèreté.

Et deux mois plus tard, nous prîmes alors le temps de partir en vacances, Gabriel et moi. Deux semaines de farniente à Malaga, en all-inclusive, pour être certaine de me reposer. Gabriel, toujours curieux et plein d'énergie, se délectait de ces journées insouciantes, rythmées par les éclats de rire au bord de la piscine et les châteaux de sable sur la plage.
De mon côté, je savourais chaque instant, loin des inquiétudes, dans une bulle de sérénité, savourant des mocktails en lisant des magazines people et des petits romans de développement personnel de Virginie Grimaldi, Raphaëlle Giordano ou encore des romans d'affaires africaines de la belle féministe Chimamanda Ngozi Adichie.

Après ces jours de détente totale, nous avons rejoint un couple d'amis et leurs trois enfants pour poursuivre notre aventure en Espagne. Direction Séville, où nous avons passé cinq jours à explorer cette ville vibrante et chaleureuse, visiter les musées et cathédrale, déambulant dans les rues à 38 degrés.

Les ruelles pavées du centre historique, les façades colorées, et l'atmosphère envoûtante de la Plaza de España nous transportaient. Les enfants, toujours complices, couraient dans les jardins du parc María Luisa pendant que nous profitions de moments d'échange entre adultes, autour de tapas et de rires.

Séville avait ce don particulier, une énergie vivante et chaleureuse, un mélange de culture, d'histoire, et de convivialité qui vous enveloppe. Ces séjours avec mes amis furent l'occasion de partager, de se connecter, et surtout de créer des souvenirs mémorables dans un cadre enchanteur.

Je me sentais enfin apaisée, comblée par ces moments précieux avec Gabriel, et portée par le bonheur simple d'être entourée de ceux qui comptent le plus.

À Séville, au milieu de ces vacances joyeuses et animées, je sentais enfin que cette grossesse devenait réelle. Le calme dans mon corps et l'atmosphère chaleureuse m'aidaient à envisager l'avenir avec plus de sérénité. C'est dans cet état d'esprit que j'ai décidé qu'il était temps de partager cette nouvelle avec Lise, mon amie de plus de vingt ans, une présence fidèle et précieuse dans ma vie.
L'occasion s'est présentée lors d'une sortie au centre commercial. Nous étions sorties toutes les deux, sans son compagnon ni les enfants, pour faire un peu de shopping. Elle cherchait des vêtements pour ses trois enfants et arpentait les rayons avec son efficacité légendaire. C'est dans une allée, alors qu'elle comparait deux tailles de shorts, que j'ai décidé de lui parler.

D'une voix presque timide, je lui ai dit: « Lise, il faut que je te dise quelque chose… Je suis enceinte !».

Elle s'est arrêtée net, ses yeux fixant les miens, cherchant à vérifier si elle avait bien entendu. Puis, tout d'un coup, elle a laissé tomber les vêtements qu'elle tenait pour m'attraper dans ses bras. Son étreinte était pleine d'amour, de tendresse, et de cette émotion unique que seules les années d'amitié peuvent amplifier.

Les larmes sont montées dans ses yeux, et je me suis mise à pleurer aussi. Au milieu des rayons d'un magasin, entourées de clients indifférents, nous partagions ce moment à la fois banal et extraordinairement puissant.

Entre deux sanglots et quelques rires, je lui ai confié tout ce que j'avais traversé jusque-là : les mois d'angoisse, les urgences répétées à cause des spotting, et l'annonce glaçante d'un décollement placentaire. Je lui ai dit que je faisais de mon mieux pour me reposer, que je voulais me préserver et que je ne comptais pas me surmener dans les semaines à venir.

Avec sa douceur infinie, Lise m'a écouté attentivement, puis, sans hésiter, elle m'a proposé : « Si tu as besoin de repos, je peux prendre Gabriel de temps en temps. Ça te permettra de faire des siestes ou juste de souffler un peu. »

Ce simple geste m'a bouleversée. Je savais qu'elle avait déjà beaucoup à faire avec ses trois enfants, mais elle était prête à m'aider, à alléger ma charge. Dans ce moment de pure bienveillance, je me suis sentie chanceuse #GratitudeJournal. Lise ne se contentait pas de comprendre ce que je vivais ; elle voulait être là pour moi, concrètement, comme elle l'avait toujours été.

CHAPITRE 8

Un pacte avec mon glucomètre

Mon périple continuait. J'avais à peine eu le temps de souffler, de croire que, pour une fois, mon corps allait me laisser un peu tranquille, que la prochaine épreuve pointait déjà le bout de son nez. Parce qu'une grossesse issue d'une PMA ne peut pas être simple, n'est-ce pas ?

Le cinquième mois arrivait avec son lot d'examens, et parmi eux, le redouté test de glycémie. Une vraie tradition dans le parcours des futures mamans, ce passage obligé où l'on découvre si, en plus de toutes les autres joyeusetés de la grossesse, on va devoir renoncer définitivement aux gâteaux et se transformer en pro de l'auto-piqûre.

Je me revois encore ce matin-là, au laboratoire, assise sur une chaise en plastique dure comme du béton. Face à moi, une bouteille de glucose d'un marron suspect, avec la promesse d'un goût «cola» (autant dire que c'était un mensonge éhonté). J'ai pris une gorgée. *Oh mon Dieu…* Une explosion de sucre en bouche, un mélange infâme entre du sirop pour la toux et un soda éventé, une texture visqueuse qui s'accrochait à ma langue comme si elle refusait de descendre.

Je me suis forcée à finir, en me convainquant que je survivrais. Trois prises de sang à une heure d'intervalle, trois heures d'attente dans une salle surchauffée, le ventre vide et le moral qui tanguait. Je fixais l'horloge comme si elle pouvait accélérer le temps. Pourquoi chaque examen de grossesse ressemble-t-il à une épreuve des Hunger Games ?
Puis, le verdict est tombé. **Diabète gestationnel.**
Adieu gâteaux, bonjour piqûres

Je ne vais pas mentir : j'ai failli pleurer.
Je savais que la grossesse serait compliquée, mais j'avais naïvement espéré un peu de répit. Pas de chance. Un nouveau fardeau s'ajoutait à mon quotidien déjà rythmé par les rendez-vous médicaux et les angoisses existentielles. J'étais officiellement privée de dessert.
Et comme si ce n'était pas suffisant, j'ai dû apprendre à me piquer. Trois fois par jour, avant et après chaque repas, mon nouvel ami le glucomètre et moi allions devenir inséparables.
Les premiers jours, j'ai vécu ça comme une punition. Je regardais mon assiette comme un condamné à mort contemple sa dernière soupe.

Mon corps et moi, on en avait vu d'autres. Parce que les piqûres, ça faisait déjà longtemps qu'elles faisaient partie de ma routine. Les injections hormonales, les prises de sang à répétition, les médicaments à heure fixe… La PMA m'avait endurcie sans même que je m'en rende compte.

Alors, au bout d'une semaine, j'ai arrêté de pleurnicher. J'ai pris mon petit appareil, j'ai piqué mon doigt avec une dextérité que même une infirmière aurait enviée, et je me suis adaptée.
Le Plus drôle dans cette histoire ? Je suis devenue une vraie geek du diabète.
Je traquais mes taux comme une statistique boursière, je prenais ma glycémie comme d'autres prennent la météo, et je notais chaque variation dans un carnet, prête à dégainer mes stats devant la diabétologue. Comme une vraie pro, j'ai appris à marcher quinze à trente minutes après les repas pour éviter que mes taux ne flambent. J'ai ajusté mes menus comme une cheffe étoilée de la frustration culinaire. J'avais des rituels, des stratégies

Je me suis surprise à faire des compromis avec mon propre corps :
- *"Allez, si je ne mange pas de féculents ce soir, tu me laisses une clémentine, OK ?"*
- *"Si je fais 30 squats, on est d'accord que je peux gratter un petit beurre ?"*
- « Marcher 30 minutes égale une gaufre… »
- « faire la natation 45 minutes mérite un bonbon au caramel. »

Le pire ? Ça marchait. Chaque chiffre correct sur mon glucomètre devenait une mini-victoire. J'avais perdu mon insouciance, mais j'avais gagné une forme de contrôle.

L'ironie du sort : Un combat pour un petit être qui, lui, se fichait bien de mes sacrifices. Et lui ? Lui, il flottait bien au chaud, totalement indifférent à mes souffrances alimentaires. Pendant que je faisais des incantations mentales devant mon assiette de légumes vapeur, il continuait de grandir, de me donner des coups, de prendre toute la place.

Et quelque part, c'est ce qui m'a permis de tenir. Parce que malgré tout, je tenais bon. Parce que, dans cette grossesse si médicalisée, où chaque jour ressemblait à un défi, j'avais trouvé une force que je ne soupçonnais pas. J'étais fatiguée. J'étais frustrée. Mais j'étais là. Et je n'allais pas abandonner. J'étais tout simplement heureuse d'être enceinte.

Le diabète gestationnel est resté jusqu'à 2 mois après l'accouchement. Soit environ cinq mois de restrictions, de surveillance et de résistance.
Cinq mois à négocier avec moi-même. Cinq mois à prouver que, même quand on croit avoir atteint ses limites, on trouve encore la force d'avancer.

Et finalement, en regardant en arrière, je réalise une chose : mon glucomètre ne m'a pas brisée. Il m'a juste rappelé que, quoi qu'il arrive, j'étais prête à me battre jusqu'au bout. Parce que ce n'était qu'une étape de plus. Et j'étais déjà une Warrior Mum en devenir.

CHAPITRE 9

Puis vint la prééclampsie

Oui, je sais, on se croirait dans le film Very Bad Trip ! J'ai tiré le gros lot pour cette deuxième grossesse, j'ai tout cumulé. C'est assez surréaliste et difficile à croire. Mais « keep up with me », vous n'êtes pas au bout des surprises.

Les deux dernières semaines avant l'accouchement furent un véritable calvaire, un mélange d'épuisement physique et de frustration mentale. Mon corps tirait la sonnette d'alarme : une hypertension constamment entre 17 et 18, des jambes gonflées au point de rendre chaque pas douloureux, et des protéines urinaires frôlant le seuil critique. Mais malgré tout, l'hôpital de Neuilly Rives Gauche refusait de déclencher l'accouchement.

Malgré les recommandations de mon gynécologue de ville, qui me connaissait bien et insistait : *"Il faut agir d'urgence, vous avez déjà fait une prééclampsie et vous avez plus de 80 % de risque d'en refaire une"*.
Les médecins de l'hôpital restaient inflexibles. *"Nous avons des procédures,"* disaient-ils. *"Revenez un jour sur deux pour la surveillance."*

Et donc, un jour sur deux, épuisée mais sans choix, je refaisais mes valises. Je disais au revoir à ma mère, qui, avec tout son amour, était venue pour m'aider avec mon fils ainé, Gabriel et prendre soin de moi, et je partais pour l'hôpital. Mon corps hurlait d'épuisement : l'hypertension à 17 était devenue mon quotidien, malgré les anti-tenseurs qui n'apportaient qu'un soulagement temporaire.

Mes jambes, gonflées comme des pattes d'éléphant, rendaient chaque mouvement une torture. Le moindre effort me laissait essoufflée, et chaque pas jusqu'à l'hôpital devenait une épreuve insurmontable ; mon dos était en compote. Bref, j'étais une baleine en agonie.

Aux urgences obstétricales, le même protocole se répétait inlassablement : monitoring, tension, analyse d'urines. Les heures passaient dans cette salle froide, et après 3 ou 4 heures allongée sous un anti-tenseur pour calmer ma tension, on me renvoyait chez moi.
Et toujours la même phrase : *"Revenez dans deux jours, madame Bulindera."*

Je repartais encore une fois, vidée, épuisée, avec cette rage sourde au ventre – littéralement et figurativement. Mon corps criait qu'il n'en pouvait plus. Mon cœur tambourinait sous la pression de l'hypertension, ma tête bourdonnait comme si un essaim de guêpes avait élu domicile dans mon cerveau, et mes jambes… ah, mes jambes… elles avaient signé leur démission depuis longtemps. Mais visiblement, **tout ça n'était pas**

suffisant pour qu'on m'écoute.

Cette boucle infernale de rendez-vous, d'examens et de réponses convenues me broyait un peu plus chaque jour. *"Tout va bien, madame." "Ne vous inquiétez pas, madame."* Ah, cette fameuse phrase, toujours répétée avec ce petit sourire rassurant qui sentait plus l'ennui administratif que l'empathie réelle.

Non, mais sérieusement. Pourquoi, en maternité, a-t-on toujours l'impression d'être réduite à un utérus ambulant avec zéro capacité de réflexion ? Comme si, dès l'instant où on tombe enceinte, notre cerveau était aspiré par le placenta, ne laissant que deux neurones fatigués flotter au milieu des hormones.

- *"Ne vous inquiétez pas, madame."*
- *"On sait ce qu'on fait, madame."*
- *"Il faut faire confiance à la médecine, madame."*

Toujours le même ton condescendant, les mêmes phrases préfabriquées, comme si oser poser des questions ou, pire encore, avoir un avis sur son propre corps, relevait d'un crime à sa majesté.

Mais ce sentiment d'être prise de haut, ce n'est pas qu'une impression personnelle. C'est un phénomène généralisé. Une bonne partie des femmes que je connais ou accompagne et qui sont passées par la maternité le disent : « on se sent infantilisées, ignorées, jugées au moindre signe d'inquiétude ».

- *On a mal ? C'est normal, madame.*
- *On s'inquiète ? Vous dramatisez, madame.*

On insiste pour être prise au sérieux ? *"Soyez patiente, madame."*

Ah oui, pardon. C'est vrai que je suis censée rester calme et docile, et faire confiance aux protocoles. Ces fameux protocoles qui priment sur mon ressenti, sur mes antécédents, sur tout. Alors que moi, je sentais au fond de mes tripes que quelque chose clochait.

Mais bon, qui suis-je pour remettre en question l'autorité médicale ? Juste la personne qui vit dans ce corps depuis 43 ans.

Et puis, enfin, le jour fatidique arriva.
Cette dernière visite où, ironie du sort, eux étaient plus paniqués que moi. Tous les voyants étaient rouges : tension stratosphérique, protéines urinaires hors normes, un corps en burnout total. Et là, miracle de la médecine moderne, la phrase tombe :
"Vous faites une prééclampsie, madame, il faut vous accoucher tout de suite !"
Ah bon ?! Vraiment ?! Quelle découverte extraordinaire ! Vous voulez dire que ce n'était pas juste moi qui "m'inquiétais trop" ?

"Ah, tout d'un coup, on s'inquiète ?" Pendant des semaines, je leur avais répété, inlassablement :
- *"J'ai 43 ans."*
- *"J'ai déjà eu une prééclampsie."*
- *"Mon gynécologue de ville vous a écrit noir sur blanc qu'il fallait m'accoucher rapidement."*

Mais non. Bien sûr. Les protocoles, madame, les protocoles. Et cette phrase qui me donnait envie de hurler : *"Revenez dans deux jours, madame."*

Et maintenant, tout d'un coup, les voilà qui s'agitent dans tous les sens, appelant l'anesthésiste, bloquant une salle d'accouchement, vérifiant des dizaines de machines. Le chaos total.

Maintenant, vous réalisez que j'avais raison depuis le début ?
Alors oui, je me sentais soulagée qu'on me prenne enfin au sérieux. Mais au fond, ce que j'avais surtout envie de leur dire, les yeux dans les yeux, avec toute l'amertume du monde :
"Vous voyez ? Ce n'était pas dans ma tête. Merci de vous en rendre compte... à la dernière minute."

Mais étant entre la vie et la mort, épuisée et à leur merci, je ne voulais qu'une chose : ACCOUCHER !

Et moi, assise là, épuisée, vidée, en colère, regardant leur ballet d'urgence tardive avec une pensée glaçante : *"Si je meurs, ce sera de votre faute."*
Parce que vous n'avez pas voulu m'écouter. Parce que vous avez ignoré les signaux évidents. Parce que vous avez préféré me faire rentrer chez moi avec un anti-tenseur et un sourire poli, plutôt que de prendre mes symptômes au sérieux.

Je voulais qu'ils m'accouchent au plus vite, qu'ils agissent enfin pour me libérer de cette situation qui devenait insoutenable. Mais non, encore une fois, ils recommencèrent leur sempiternel refrain du fameux « protocole ». Comme mon col n'était pas suffisamment ouvert, il fallait d'abord *la méthode douce*. Je suppliais d'avoir un déclenchement avec l'ocytocine comme lors de ma première éclampsie en 2016. Mais hélas, celles qui ont vécu un accouchement savent qu'on écoute à peine les avis des futurs mamans « si plaintives ».

On commence en douceur avec un « BALLON », m'avait-on annoncé.
Mais ce n'était pas un ballon de fête. Pas un ballon gonflé à l'hélium pour célébrer un baby-shower. Non. C'était un ballon de déclenchement, un petit dispositif destiné à forcer l'ouverture du col de l'utérus. Glamour ? Absolument pas. Nécessaire ? Apparemment, oui.

Les premières heures, j'ai attendu. J'ai même réussi à plaisanter. Puis les choses ont commencé à tirer, à crisper, à brûler de l'intérieur. Le ballon faisait son travail, paraît-il. Moi, je tentais de survivre à ce qui ressemblait de plus en plus à une pression constante dans le bas-ventre, comme si mon corps essayait de repousser un envahisseur. Je faisais une prééclampsie avec 18 de tension, j'étais déjà extrêmement fatiguée.

Les douleurs sont arrivées, discrètes au départ, sournoises même. Ce n'était pas encore les contractions franches, non. C'était une tension permanente, une sensation d'être coincée dans un étau invisible, mais bien réel.

Et toujours… rien. Le col restait fermé. Hermétique. Stubborn.

Pendant 24 heures, j'ai attendu que ce fameux ballon fasse son "miracle" en douceur. J'ai changé de position cent fois, tenté de dormir, serrer les dents en silence entre deux douleurs, et à chaque contrôle, la même réponse: *« Pas d'évolution significative. On va devoir essayer autre chose. »*

Autre chose ? Vraiment ? Après une journée de douleurs, d'espérance, de patience forcée ? J'espérais enfin l'ocytocine mais en vain.

La procédure « méthode douce » avait imposé sa loi. Et je n'avais plus le choix. J'ai soupiré, puis j'ai dit oui.

Et c'est ainsi que le ballon m'a laissé là, douloureuse mais inchangée… **prête à découvrir ce que le « TAMPON » avait, lui, dans le ventre.**
Le tampon Propess (ou Cervidil) est un dispositif vaginal contenant de la prostaglandine, utilisé pour assouplir et ouvrir le col de l'utérus afin de déclencher l'accouchement. Il agit progressivement sur 24 heures.

Un geste presque anodin, posé avec calme et méthode. Mais ce petit morceau de matière a ouvert la porte à l'enfer. Vivre un cauchemar éveillé !

On m'a installée dans un lit, il faisait froid dans la pièce. Trop clair, trop silencieux. Une autre sage-femme m'a glissé le tampon en me disant d'une voix douce :« On va laisser la nature se réveiller doucement.». C'était leur mot de passe ou quoi ?
Sauf que la nature, elle, s'est réveillée en furie.
Une tension sourde, un ventre qui se durcit. J'essayais de respirer. Je parlais encore. Mais je ne riais plus. Ma bonne humeur naturelle m'avait abandonnée.

Puis sont venues les premières vraies contractions. Des coups sourds, profonds, comme si mon corps se pliait en deux de l'intérieur.
Pas de montée douce. Pas de progression tranquille. Juste une vague brutale, inarrêtable, qui revenait, encore et encore.
Je regardais le monitoring défiler, les courbes grimper comme des sommets infranchissables. À chaque pic, je sentais mon corps m'échapper. Ma peau transpirait. Mon dos hurlait. Mon bassin se fissurait à chaque spasme.
J'étais seule avec cette douleur animale, viscérale. Un cri silencieux me montait à la gorge, mais je n'avais plus l'énergie de le sortir. On me demandait si je gérais.

Mais non. Je ne gérais plus rien. C'était la douleur qui gérait.

Et pourtant, au bout de 7 heures, malgré cette violence,

cette intensité... mon col ne s'était pas dilaté. Rien. Comme figé.

Alors, on me conseilla d'aller marcher. Prendre l'aire et bouger pour faire descendre le bébé.
J'ai enfilé mon manteau par-dessus mon pyjama, mis mes baskets — enfin, je crois — et avec ma sœur, bras dessus bras dessous, j'ai quitté l'hôpital pour traverser la rue.

Juste en face, l'Île de la grande Jatte. Un décor calme, paisible. Un contraste violent avec ce qui se passait à l'intérieur de moi. On aurait dit un mauvais film d'auteur : une femme enceinte qui serre les dents entre deux contractions, en marchant sur les quais, pendant que les passants la regardent sans comprendre qu'elle est en train de se faire ouvrir de l'intérieur, naviguant entre la vie et la mort.

Je m'accrochais à son bras, je m'arrêtais à chaque douleur. Les contractions ne faiblissaient pas. Elles s'invitaient, s'imposaient, me coupaient le souffle. Et moi, je marchais quand même. Parce que c'était ça, ou attendre encore, étendue et impuissante.

Je ne sais pas si cette balade a aidé mon col. Mais sortir de cet hôpital a aidé mon esprit. Elle m'a permis de reprendre un peu le contrôle dans cette boucle infernale de douleur. D'avancer. Littéralement.

A la fin de la journée, le col n'avait pas bougé d'un poil.

Nouvel échec. Pendant ce temps, ma prééclampsie gagnait du terrain, et moi, je me sentais de plus en plus impuissante, dépassée par cette lenteur absurde des médecins à prendre la bonne décision.

J'étais épuisée, en colère, et je demandais au médecin: *"Pourquoi ne pas utiliser l'ocytocine ? Ce petit comprimé que j'avais reçu lors de ma première grossesse avec prééclampsie et que je réclamais depuis une semaine ?"ou carrément me faire une césarienne ?*
Le shift des médecins c'était à nouveau fait et la nouvelle gynécologue m'a également expliqué qu'une césarienne, ce n'était pas anodin et le protocole à suivre... et cetera, et cetera ....

Si j'ai appris une chose, c'est que dans un hôpital, mieux vaut avoir la santé. Et surtout, mieux vaut ne jamais, jamais arrêter de se battre pour être écoutée.

Et puis, finalement, à 5 heures du matin, après 2 jours d'attente interminable, mon téléphone sonna. Une voix presque mécanique me dit : *"Madame Bulindera, vous descendez en salle de travail. Nous allons utiliser l'ocytocine."* Le shift des médecins était fait et la nouvelle équipe, qui m'avait reçu le premier jour, avait vu l'urgence de mon dossier médicale.

J'aurais pu pleurer de soulagement, si je n'avais pas été si fatiguée, vidée de toute énergie. Enfin, ils allaient utiliser ce médicament qui, je le savais, pouvait accélérer les choses. Mais au fond, je ne pouvais m'empêcher de penser : *"Tout ça… pour ça. Deux longues semaines de souffrance, suivies de 2 jours, 48 heures d'enfer, pour en arriver là."*

L'hôpital n'avait pas idée de ce que tout cela me coûtait au-delà de la santé, en organisation de maman solo.

Derrière chaque "revenez dans deux jours, madame", il y avait une organisation millimétrée. Ma sœur, ma fidèle « Sister in crime », avait posé ses congés, fait sa valise, et débarqué prête à m'accompagner pour l'accouchement. Sauf que… pas d'accouchement, on était renvoyé chez nous et ensuite rebelotte deux jours plus tard.

C'était enfin terminée. Je voyais la ligne d'arrivée.

La Warrior Mum

Force et Résilience face aux défis de la fertilité

CHAPITRE 10

Mon petit rayon de soleil

Après deux jours d'attente interminable, cette voix froide au bout du fil à 5 heures du matin, ils allaient enfin déclencher l'accouchement avec l'ocytocine, le protocole niveau 3 suite aux 2 méthodes douces échouées.
J'ai raccroché, épuisée mais heureuse. Enfin... ils se décidaient.

J'ai pris ma douche, le cœur battant, puis on m'a préparée pour entrer en salle d'accouchement. Et là, enfin, une vague de joie m'a envahie. C'était le moment, celui que j'attendais depuis si longtemps. J'allais enfin rencontrer ma fille !

L'équipe des sage-femmes m'a accueillie avec une bienveillance incroyable, un contraste saisissant avec le ton des médecins des semaines précédentes. Ici, je n'étais plus juste un *cas à protocole*, mais une maman sur le point de donner la vie. Leur douceur et leur sourire m'ont enveloppée comme une vague d'apaisement.

Avec ce troisième traitement – enfin, le bon ! – le travail ne dura que trois petites heures, comparées aux semaines interminables qui avaient précédé. Et puis, à

9h15 précises, tout bascula. Je l'ai vue, cette petite bouille tant attendue, mon rayon de soleil, ma *Warrior Baby*. Ma fille était là, dans mes bras, et toutes les douleurs, toutes les frustrations se sont évaporées en un instant.

Serrer ma fille dans mes bras pour la première fois a été un moment suspendu, une vague d'émotions indescriptibles. En la regardant, j'ai su que tout ce combat en valait la peine. J'avais choisi de l'appeler Zoé, un prénom qui signifie "la vie" en grec. Et c'est exactement ce qu'elle représente pour moi : la vie, dans toute sa pureté, sa force et son miracle.

Elle est juste parfaite. Blottie contre moi, elle me rappelle son grand frère, Gabriel, à sa naissance. La même petite bouille angélique, les mêmes petits yeux légèrement bridés qui semblent tout observateur, et cette chevelure dense qui encadre son visage si délicat. Elle est si menue, si fragile, et pourtant elle dégage une force silencieuse, comme si elle savait déjà qu'elle était une *Warrior Baby*.

Dans mes bras, elle est tout ce que j'ai imaginé et bien plus encore. À cet instant, le temps s'arrête. Je suis submergée d'un amour inconditionnel, un amour qui efface toutes les douleurs, toutes les épreuves, et ne laisse place qu'à une gratitude immense pour ce petit miracle qui est enfin là, avec moi.

À mes côtés, ma sœur, qui avait été là à chaque étape de

cette aventure, partageait avec moi ce moment unique. C'était elle, la même qui m'avait accompagnée un jour sur deux les dernières semaines à l'hôpital, la même qui m'avait soutenue, épaulée, et qui tenait ma main à cet instant si précieux. Dans cette salle, entourée de sage-femmes formidables et portée par l'amour de ma famille, je me sentais enfin complète. Le bonheur, le vrai, avait frappé à ma porte, et il tenait dans les petits bras potelés de ma fille.

La sage-femme me tendit les ciseaux, m'offrant l'honneur de couper le cordon. Un geste simple, mais chargé de sens. En cet instant, tout prenait forme : deux années de combat, de résilience et d'espoir enfin récompensées. Un dernier lien à trancher, pour donner naissance à une nouvelle histoire.

Je fis ma prière habituelle, le cœur débordant de gratitude, demandant à Dieu de protéger les pas de cet ange qu'il me confiait. Ce petit être, ce cadeau précieux, que j'allais avoir l'honneur d'accompagner sur terre. Dans ce moment suspendu, je lui confiais mes craintes et mes espoirs, avec cette foi profonde que, sous sa protection, tout irait bien.
Un petit mot à ma petite Zoé, parce qu'un jour tu liras ces quelques lignes, je te dédie ce poème.

Bienvenue, ma Zoé

Zoé, souffle de vie, promesse tant attendue,
Tu es l'aube après la nuit, la lumière après l'épreuve.

Chaque battement de ton cœur est un écho au mien,
Chaque souffle que tu prends est un miracle murmuré.
Zoé, étoile tombée dans mes bras,
Tu es née d'un combat, d'un amour indéfectible,
D'une foi qui n'a jamais vacillé, même dans l'ombre,
D'un rêve tissé de larmes, de rires et d'infini espoir.
Zoé, mon enfant, ma force, mon évidence,
Que la vie te soit douce et l'amour toujours grand,
Que tes pas dansent sur les chemins de la joie,
Et que chaque jour, tu te rappelles que tu es aimée,
Avant même ton premier cri, avant même ton premier regard,
Dieu t'aime.
Bienvenue, ma fille, ma victoire, ma lumière.

Ta warrior maman,
Bijou B.

CHAPITRE 11

Quand la vie tient à un fil...

Ma sœur, fidèle à elle-même, filmait et mitraillait des photos sous tous les angles, partageant en live chaque détail sur le groupe WhatsApp des amies et de la famille proche créé depuis mon entrée à l'hôpital. Ce groupe s'était réuni en prière depuis trois jours, tant mon cas était devenu inquiétant. Entre deux notifications, je savourais ces premiers instants magiques avec ma fille, son odeur, sa petite main dans la mienne. Tout semblait parfait, presque irréel.

Et puis, venu de nulle part, à peine 20 ou 30 minutes après avoir rencontré ma petite warrior, une sage-femme s'approcha, son visage sérieux, et m'annonça calmement : *"Il y a un problème, le placenta ne se décolle pas."*

D'abord figée, mon esprit chercha à comprendre, et soudain, une pensée humoristique me traversa : *"Quel tête de mule, ce placenta ! J'ai commencé cette grossesse avec un décollement placentaire, et maintenant qu'il doit naturellement se détacher, il refuse de sortir ? Vraiment ?"*

Je ris intérieurement, peut-être pour cacher ma peur, ou peut-être parce que, dans ce moment absurde, l'humour était ma meilleure arme. Mais au fond de moi, je savais que quelque chose de sérieux se jouait. Mon cœur, qui battait déjà pour deux, se préparait à affronter cette nouvelle étape imprévue.

Puis, très vite, le ton changea. La sage-femme principale, d'un air grave, dit à sa collègue : *"Code rouge. Il faut appeler tout le monde."*

En un instant, ma chambre se transforma en une scène digne de *Grey's Anatomy*. Plus de dix médecins et soignants affluaient autour de moi, bourdonnant comme des abeilles, chacun vêtu de chemises de couleur différente, concentrés, mais précipités. Mon corps frissonnait violemment, j'avais froid, j'étais frigorifiée, je n'ai jamais eu si froid de ma vie, mon corps était secoué par des tremblements incontrôlables. On me recouvrit d'une sorte de veste de cosmonaute soufflant de l'air chaud, un dispositif étrange mais essentiel pour remonter ma température, qui chutait dangereusement.

Autour de moi, les voix se faisaient de plus en plus pressantes, presque assourdissantes. *"Où sont ses veines ?" "Elle perd beaucoup de sang." "Elle est en hypothermie, il faut stabiliser rapidement ! quel est son groupe sanguin ? a-t-elle des allergies ?"* Les poches de sang arrivèrent en urgence, portées par des pompiers, tandis que l'équipe médicale s'affairait frénétiquement autour de moi.

Dans ce chaos, mon regard trouva celui de ma sœur. Elle était là, pétrifiée, son visage livide, paralysée par l'angoisse de la scène qui se déroulait sous ses yeux. Puis, soudain, elle vacilla, et je la vis s'effondrer. Deux pompiers se précipitèrent pour l'évacuer hors de la pièce. Elle disparaissait, emportée par leurs bras, incapable de supporter davantage.

Quant à moi, je voulais bouger, parler, dire quelque chose... mais mon corps ne m'obéissait plus. Mon esprit sombrait dans un flou inquiétant, les voix autour de moi devenaient de plus en plus lointaines. Et puis, soudain, tout s'arrêta. Les lumières, les bruits, les visages flous se dissipèrent dans une obscurité totale. Je perdis connaissance, emportée dans un vide où plus rien n'existait.

Je revenais à moi, le souffle court, la tête lourde, et dans un murmure faible, je demandai à la sage-femme : *"Qu'est-ce qu'il se passe ? Où suis-je ?"* Elle s'approchait, douce et rassurante, et m'expliqua la situation, mais ses mots semblaient flotter autour de moi. Mon esprit, lui, cherchait une seule chose : ma fille.

Je tournai doucement la tête, et là, je la vis. Elle était si petite, si fragile, encore nue, juste un bonnet posé sur sa tête et une petite couche pour tout vêtement. Elle était sous une grille de chauffage, ses minuscules doigts reposant paisiblement, comme si tout le chaos qui venait de se dérouler ne l'avait pas touchée. Elle attendait que quelqu'un l'habille. Mais l'urgence était de sauver maman. Mon cœur se serra. Quelques instants plus tôt, elle était blottie contre moi en peau à peau, et maintenant, elle était là, seule, vulnérable.

En temps normal, c'est le père qui habille le nouveau-né pour la première fois, un geste symbolique chargé de tendresse. Pour nous, ce rôle était revenu à ma sœur, et elle y tenait tant. J'avais choisi avec amour une petite combinaison rose chez Jacadi, assortie de gants et de chaussettes toutes douces, parfaites pour envelopper ce petit être précieux. Mais ma sœur n'était plus là. Elle avait été évacuée inconsciente, par les pompiers, dépassée par l'angoisse de ces derniers instants. Et moi, je me sentais impuissante, clouée à ce lit, incapable de prendre ma fille dans mes bras ou de vivre cet instant que j'avais imaginé mille fois. Je tremblais de froid.

Une boule montée dans ma gorge, mes yeux s'emplirent de larmes. Je voulais parler, bouger, dire à la sage-femme de lui mettre sa combinaison, qu'elle ne reste pas là toute nue sous cette lumière. Mais à peine avais-je formulé cette pensée que tout se brouilla à nouveau. Je sentis mes forces m'abandonner, ma tête retomba doucement, et l'obscurité revint m'envelopper, comme un voile insistant qui m'éloignait encore de ce moment tant attendu. **Un nouveau blackout !**

Les médecins étaient encore autour de moi, s'activant frénétiquement, lorsque je revins à moi pour la troisième fois. Mon esprit flottait entre le réel et un brouillard épais, mais je parvins à poser à nouveau la même question, d'une voix faible mais déterminer : *"Qu'est-ce qu'il se passe ?"*. J'étais épuisée, depuis deux semaines, j'avais 17 de tension et depuis 2 jours, ils essayaient de m'accoucher. La force m'avait abandonnée.

Mais cette fois-ci, quelque chose avait changé. Je me rappellerais que l'heure était à la prière. Le silence intérieur fit place à une lucidité brutale : j'étais en train de partir, là, sur cette table.

Alors, du fond de ma douleur et de mon épuisement, j'appelais Dieu. Mais ce n'était pas une prière douce et résignée. Non, c'était un cri, une supplication amère, chargée de colère et de peur. *"Seigneur, tu ne m'as pas donné deux anges sans papa pour les priver du seul parent qu'ils ont. Tu es un Dieu d'amour ! Guéris-moi !"*

Les larmes coulaient sans que je m'en rende compte, et ma voix, tremblante, continua : *"Je n'ai pas galéré 9 mois pour m'arrêter là. Décollement placentaire, diabète, prééclampsie, et maintenant une hémorragie... tout ça, pour quoi ? Je suis une Warrior Mum, Seigneur, mais je ne peux pas tout porter seule. Tu m'as portée jusque-là, alors ne m'abandonne pas maintenant !"*

Je m'accrochais à cette prière comme à une bouée, comme si ces mots pouvaient inverser le cours des choses. Mon cœur criait ma peur, mon amour pour mes enfants, et ma volonté de vivre. Car il n'était pas question que tout s'arrête ici, pas après ce long chemin, pas après tout ce combat.

Et puis, plus rien. Je tombai dans un sommeil profond, comme si mon corps et mon esprit s'étaient déconnectés du chaos environnant. Les médecins avaient pris la décision de m'endormir, car chaque retour brutal à la réalité provoquait un nouveau choc, m'entraînant à chaque fois dans l'inconscience. Cette fois-ci, ils avaient choisi de m'épargner.

Il était 15h quand je me réveillai enfin, dans cette même salle où tout s'était joué. Les souvenirs me reviennent par vagues confuses, mais ce que je ressentais, au fond de moi, était différent. Une paix, une gratitude. **Dieu avait accompli son miracle. Il venait de me rappeler, avec toute sa puissance, qu'Il était le seul maître de la vie et de la mort.**

Au même moment, ma sœur, qui avait repris ses esprits après avoir été évacuée plus tôt, entra dans la salle. Son visage fatigué, mais illuminé d'un sourire, était la première chose que je vis. Elle s'approche doucement, et ensemble, nous regardons ma fille, ce petit miracle qui avait traversé avec nous cette tempête.

Ma sœur prit alors le relais. Fidèle à son rôle qu'elle tenait tant à cœur, elle habilla notre bébé avec cette petite combinaison rose, ses gants et ses chaussettes toutes douces que nous avions soigneusement choisis pour son Day 1 sur terre. C'était un moment suspendu, presque irréel, mais rempli d'amour et d'émotion.

Main dans la main, portant ce petit être dans mes bras, nous sortîmes enfin de cette salle. Ce lieu de douleur et de peur était devenu, contre toute attente, un lieu de vie, de foi renouvelée et de gratitude infinie.

Cette expérience m'a profondément marquée, mais elle m'a également appris une leçon précieuse : **sensibiliser les femmes sur les risques réels des grossesses tardives.** Jusqu'alors, dans mes coachings, je n'avais jamais insisté sur cet aspect de façon aussi directe. Pourtant, les chiffres parlent d'eux-mêmes : en France, les cliniques imposent une limite à 43 ans, en Espagne à 49 ans. Ces limites ne sont pas simplement arbitraires ; elles éliminent les défis médicaux et les risques s'accumulent liés à l'âge.

Mes chères *Warrior Mums* qui me lisent, je vous le dis avec tout mon cœur : prenez le temps de réfléchir à ces réalités. Mon parcours a été un véritable cumul de complications : décollement placentaire, diabète gestationnel, prééclampsie, hémorragie, dépression post-partum… une liste presque complète des risques associés à une grossesse tardive. Et pour celles qui souhaitent attendre, je vous invite à y réfléchir à deux fois.

Cela ne veut pas dire qu'il faut renoncer à ce rêve, mais il faut en avoir conscience, se préparer au mieux, et surtout écouter son corps. Mon histoire n'est pas une mise en garde pour décourager, mais une invitation à avancer avec lucidité et prudence, car chaque *Warrior Mum* mérite de vivre cette aventure en étant armée des bonnes informations et bien entourée.

Cette expérience, à la fois merveilleuse et dévastatrice, m'a laissé des cicatrices invisibles mais bien réelles. Elle m'a plongée dans une dépression post-partum, une tempête intérieure où joie et douleur s'entremêlaient sans répit. J'étais épuisée, submergée par un vide émotionnel profond, incapable de savourer pleinement cette victoire tant attendue.

Je n'ai pas immédiatement compris ce qui m'arrivait. Ce n'était pas de la tristesse passagère, ni juste de la fatigue. C'était autre chose. Une peur sourde qui prenait toute la place.

La nuit était devenue mon ennemie. J'avais peur de dormir. Peur que mon cœur s'arrête dans mon sommeil. Peur de ne pas me réveiller et de laisser ma fille seule, orpheline. Je transpirais froid. Mes jambes me fourmillaient, devenaient lourdes, comme si mon corps me disait : « Tu vas mourir. » Chaque cauchemar était si réel que je m'en réveillais en larmes, convaincue d'avoir une nouvelle fois frôlé la mort.

Mais ce n'était pas tout. J'avais peur d'aimer trop mon bébé. J'avais peur qu'elle s'attache à moi, et que je sois obligée de la quitter. J'étais hantée par cette idée : mourir et l'abandonner. Alors, je restais éveillée. Ne pas dormir, c'était ma stratégie de survie. Si je ne dormais pas, je resterais en vie. C'était illogique, mais dans ma tête, c'était une évidence. Et plus les jours passaient, plus je sombrais dans ce que je refusais d'admettre : **une dépression post-partum**.

Je me sentais seule, incomprise, et en colère, malgré l'entourage de ma famille et mes amies. Une rage sourde contre les médecins qui, selon moi, avaient fait des choix protocolaires au lieu de penser à moi, à mon corps, à ma survie. Je ne comprenais pas pourquoi on ne m'avait pas écoutée, pourquoi on m'avait laissée aller jusqu'à la limite. J'avais frôlé la mort, et maintenant, j'avais l'impression d'être laissée seule pour gérer ce qui restait de moi.

Heureusement, j'ai trouvé une lumière dans l'obscurité: une psychologue, experte dans l'accompagnement des femmes ayant vécu des parcours tels que le mien. Ses mots, son écoute, ont été une bouée de sauvetage.

Chaque séance m'a permis de poser un peu de ce fardeau invisible, de comprendre que cette fatigue, cette lassitude, n'étaient pas une faiblesse mais une étape, un passage à apprivoiser.

Ce que ma psychologue m'a aidée à comprendre

Avec douceur et patience, ma psychologue m'a accompagnée pour remettre de la lumière là où tout était devenu flou et sombre. Ensemble, nous avons travaillé sur plusieurs axes essentiels qui m'ont permis de sortir la tête de l'eau, pas à pas.

Je n'étais pas folle, j'étais en détresse.

Elle m'a aidée à comprendre que ce que je vivais n'était ni rare ni honteux. Mon corps et mon esprit criaient simplement leur épuisement. Ce n'était pas une faiblesse, mais un appel au secours.

La dépression post-partum peut prendre bien des visages.
Chez moi, elle se traduisait par l'insomnie, l'angoisse de la mort, la peur d'aimer trop fort. J'avais besoin de mettre des mots sur ce tumulte intérieur pour pouvoir, enfin, respirer.

Demander de l'aide n'est pas un aveu d'échec, c'est un acte de courage.
En acceptant ce soutien, j'ai ouvert une porte vers la guérison. Une mère forte, ce n'est pas celle qui tient bon coûte que coûte, c'est celle qui ose dire : "Je n'y arrive plus, j'ai besoin d'aide."

L'amour maternel, quand on a frôlé la mort, peut faire terriblement peur.
J'aimais ma fille à en trembler. J'avais peur qu'elle s'attache à moi et que je sois obligée de la quitter. Ma psychologue m'a appris à apprivoiser cet amour immense, à l'accueillir sans terreur.

Et enfin que j'avais besoin de réconcilier mon cœur, mon histoire, et ma foi.
C'est dans cette vulnérabilité que ma foi en Dieu m'a tenue debout. Elle m'a rappelé que, malgré tout, j'avais reçu un miracle. Ma fille. Ce cadeau venu après tant de

batailles. Et qu'aucune obscurité ne pourrait m'enlever ce don-là.

À travers mon expérience, j'ai compris qu'on peut être une Warrior Mum et s'effondrer en silence. Demander de l'aide n'est pas un aveu de faiblesse, c'est en réalité un acte de courage immense. Il m'a fallu du temps, des larmes, et le soutien d'une psychologue bienveillante pour oser poser les mots sur ce que je vivais.

C'est ainsi que je commençais à sortir ma tête de l'eau. Pendant six mois après cet accouchement, j'ai avancé dans un brouillard dense. Vidée de mon énergie, mon cœur pesait lourd, mais mes bras, eux, portaient deux trésors. Mon nouveau-né, si fragile et innocent, réclamait toute mon attention et mon amour. Et mon fils de 5 ans, avec ses yeux pleins de confiance et ses bras qui me serraient fort, me rappelait que, malgré tout, je devais tenir bon.

Entre les nuits blanches, les pleurs, les sourires timides de ma fille et les éclats de rire de mon aîné, j'ai réappris à respirer. Ce fut une période d'apprentissage et de lutte, mais aussi d'amour immense. C'est dans leurs regards que j'ai trouvé la force de me relever, encore et encore. Car s'ils étaient ma responsabilité, ils étaient aussi ma raison de continuer à croire en la beauté de cette aventure, aussi éprouvante soit-elle.

Et la chance d'avoir une famille incroyable, des amis solides pour m'aider au quotidien, ma mère, ma sœur, ma nièce et ma meilleure amie venue de Bruxelles, sont passées tour à tour pour faire les nuits blanches et m'aider à remonter la pente.

Et six mois plus tard, après avoir traversé cette tempête intérieure, j'avais enfin retrouvé la force de partager mon témoignage. Ce moment tant attendu où je pouvais enfin mettre des mots sur tout ce que j'avais vécu, non seulement pour me libérer, mais aussi pour inspirer et encourager celles qui suivaient ce même chemin.

Je me souviens d'avoir longuement hésité avant d'écrire. Mais ce jour-là, j'ai pris mon courage à deux mains et posté ce témoignage dans notre groupe Facebook, *Concevoir en solo ou en couple*. C'était un message venu du cœur, rempli d'honnêteté, de douleur, mais aussi de résilience et d'espoir.

Et pour celles qui me lisent aujourd'hui, je sais que vous vous souvenez de ce long témoignage, ce récit détaillé qui a touché tant d'entre vous. Il est encore épinglé en haut de notre groupe, un rappel que, même dans les moments les plus sombres, il y a une lumière à retrouver. Parce que ce que nous traversons, aussi difficile soit-il, peut devenir une source de force et un message d'espoir pour d'autres.

Je tiens à remercier du fond du cœur toutes les *Warrior Mum* qui m'avaient envoyé leurs messages de soutien à ce moment-là de ma vie. Vos mots, vos pensées, vos prières m'ont profondément touchée. À une période où je me sentais si vulnérable, où chaque jour était une épreuve, votre bienveillance a été une véritable bouée de sauvetage.

Vous ne pouvez imaginer à quel point j'en avais besoin. Ces messages m'ont rappelé que je n'étais pas seule, que, quelque part, une communauté de femmes formidables était là pour m'épauler, même à distance. Elles m'ont redonné la force d'avancer, un pas à la fois, et de croire à nouveau en la résilience et l'amour. Merci pour votre solidarité, qui a illuminé cette période sombre de ma vie. Vous avez été mon phare dans la tempête.

Le Petit Plus du Coach Bijou Bulindera

On ne le dit pas assez, mais donner la vie peut aussi faire vaciller la tienne.

Après un accouchement, surtout lorsqu'on a traversé un parcours long, médicalisé, éprouvant, il est normal de se sentir vidée, dépassée, fragile... même quand on tient enfin son bébé dans les bras.

La pression sociale voudrait qu'on rayonne, qu'on savoure chaque instant. Mais parfois, la réalité est différente. Et c'est OK.

Alors s'il y a une chose que je veux te dire aujourd'hui, c'est celle-ci :
Tu as le droit de demander de l'aide. Un·e psychologue, un·e

thérapeute, un groupe de parole, une oreille bienveillante... Peu importe la forme, l'important, c'est de ne pas rester seule.

La force, ce n'est pas de tout gérer sans flancher. La force, c'est aussi de reconnaître quand tu as besoin d'être portée à ton tour. Accepter de se faire aider, ce n'est pas un aveu de faiblesse. C'est un acte de courage. Et c'est une preuve d'amour pour toi... et pour ton bébé.

Tu es une Warrior Mum. Et même les guerrières ont le droit de déposer les armes un moment pour se reconstruire.

Et aujourd'hui… ?

Trois ans ont passé depuis ce grand plongeon chaotique dans la maternité. Trois ans depuis cette nuit où tout semblait incertain, où la peur et la fatigue s'étaient entremêlées à l'urgence et à l'attente. Aujourd'hui, ma Zoé croque la vie avec l'énergie d'un tourbillon. Souriante, bavarde et malicieuse, elle parle comme une grande, rit comme si chaque jour était une fête et fait équipe avec son frère pour mettre la maison sens dessus dessous.

Bientôt, elle entrera en maternelle, une nouvelle aventure qu'elle aborde avec son enthousiasme habituel… et moi, avec une pointe de nostalgie.
Alors oui, parfois, elle me casse les pieds, me teste avec son petit regard chipie, redécore les murs au feutre comme si on vivait dans une galerie d'art contemporain, et pense que "maman" est un synonyme de "distributeur automatique de câlins et de goûters" à la demande et qu'il y a de la magie à être portée sur le dos toute la soirée (après une journée de travail).

Mais une chose est sûre : je ne la changerais pour rien au monde. Chaque bêtise, chaque éclat de rire, chaque petit bras qui m'enlace me rappelle que chaque combat en valait la peine.

PS : Alors, âmes sensibles ? Ça va, on tient le coup ?

Dans tous les cas, merci de m'avoir suivi jusqu'ici . Parce que si je peux rire aujourd'hui de ces moments, je sais à quel point ils peuvent être éprouvants. Et si vous êtes passé par là, sachez que vous n'êtes pas seule.

Allez, on respire, on se détend... et on continue le voyage ensemble. On prend le cap pour la R. D. Congo à la découverte des warriors mum qui naviguent dans un monde riche en culture et en tabou!

"Chaque jour est une nouvelle chance d'y croire. La patience et la foi sont vos alliées dans ce parcours."
Bijou B.

La Warrior Mum

Force et Résilience face aux défis de la fertilité

Quand Concevoir en Solo rencontre les Warrior Mum du Congo

La Warrior Mum

Force et Résilience face aux défis de la fertilité

CHAPITRE 12

Kinshasa : un voyage au cœur de la fertilité et des traditions

Je vous ai promis de vous raconter mon passage incroyable à Kinshasa dès le premier déconfinement en France.

Octobre 2020. Mon fils Gabriel fête ses 4 ans. Après trois mois de confinement dans un Paris étouffant et une année chaotique en maternelle, il n'a toujours pas vu l'Afrique. Pas seulement une destination lointaine ou exotique, mais *le* berceau de l'humanité, mon berceau à moi.

Une tentative de retour en Mai avait échoué, balayée par cette peste moderne qu'on appelle « le covid-19 ». Ah, *la* covid, ou *le covid* ? La polémique linguistique n'a pas d'importance, bien que je trouve étrange qu'on ait décidé d'en faire un débat, genrer une catastrophe. Qu'importe. Ce virus peut bien tenter de me freiner, mais il n'éteindra pas mon feu intérieur. Je suis une lionne, une battante. Comme un caméléon, je m'adapte, je survis. J'ai dompté mon horloge biologique, et je dompterai cette vermine. Rien ne m'empêchera d'aller à la rencontre de ma famille, de mes lectrices, et des femmes d'Afrique.

J'ai prévu une série de conférences et de débats autour de la fertilité féminine, notamment pour les femmes célibataires. C'est mon combat depuis 2018, une mission à laquelle je me dévoue corps et âme.

En quelques clics, je réserve mon billet pour le 4 octobre. Enthousiaste, je partage la nouvelle sur mes réseaux sociaux :
– « Bonjour Kinshasa, *Concevoir en Solo* arrive ! »
Le jour J, l'avion touche terre à l'aéroport de Ndjili, Kinshasa. Le pilote annonce 30 degrés au sol. Une douce chaleur m'enveloppe dès la descente, un contraste saisissant avec les 4 degrés humides de Paris. Une bouffée d'air chaud m'envahit, et je murmure :
– « Oui, c'est ça qu'il me fallait. De la chaleur, de la vie. Je suis chez moi. »

Mais ce n'est pas que la chaleur climatique qui réchauffe mon cœur. C'est aussi celle des sourires, des regards bienveillants, de ces voix inconnues qui me souhaitent la bienvenue comme si j'étais une amie perdue depuis longtemps. « Bon retour au pays ! », « Tu nous as ramené des euros ? », « J'espère que tu n'as pas oublié le Lingala ? » Ces phrases légères et taquines débordent de tendresse.

Le Lingala, langue de l'Ouest de la RDC et de la célèbre rumba congolaise, évoque tant de souvenirs d'enfance. Bien que née à l'Est, où le Swahili règne, j'ai appris le Lingala très jeune, lors de vacances à Kinshasa. C'est une langue qui danse dans la bouche, qui chante même lorsqu'elle gronde.

Mon cœur s'emballe à l'idée de revoir ma mère. Une année entière s'est écoulée, une année marquée par des défis inédits. Le covid-19 a ravagé le monde, mais en Afrique, la lutte a pris une forme unique. Ici, la survie repose souvent sur le travail informel : vendeurs de rue, petits commerçants, artisans. Le confinement, bien que nécessaire, a coupé court à ces moyens de subsistance, plongeant de nombreuses familles dans une détresse inouïe.

Pourtant, au milieu de la tempête, la résilience africaine brille. Des masques en tissu wax sont fabriqués à la main, des voisins s'entraident, des prières montent vers le ciel. Ma mère a traversé cette période avec une force tranquille, s'appuyant sur des tisanes traditionnelles – mutuzo, Artemisia, gingembre, mbulukutu – et sur la foi, sa boussole inébranlable.

Dans la voiture, assise confortablement, je devine combien elle a dû se plier en quatre pour me faciliter ce retour, pour que je ne subisse pas les désagréments des contrôles parfois arbitraires. Je souris en imaginant son excitation, sa hâte de revoir son petit-fils.

Gabriel, lui, est accueilli comme un prince. Les bras chaleureux de sa grand-mère, Taté Joséphine, lui offrent un refuge immédiat. Il se sent en sécurité. « Si maman n'est pas inquiète, alors tout va bien », semble-t-il penser. Les compliments pleuvent : « Quel garçon mignon ! »

Et son petit ego d'enfant s'épanouit sous tant d'attention.

Les enfants ont cette capacité d'adaptation qui me fascine. Moi qui m'étais inquiété pour tout – la chaleur accablante qui peut grimper à 40 degrés, les moustiques, les allergies, la nourriture – toutes mes craintes se dissipent en moins d'une journée. Gabriel est chez lui, entouré d'amour.

Mais ce voyage ne se limite pas à des retrouvailles. Il porte une mission : enrichir le second tome de mon livre. J'y ajouterai une dimension africaine, disais-je alors en ce moment, celle de la tradition face aux problématiques modernes de la fertilité et de la procréation médicalement assistée. L'Afrique, ce berceau de traditions, lutte pour préserver son héritage tout en embrassant la modernité. Et je me demande : ces traditions, parfois lourdes de tabous et de croyances, ne risquent-elles pas d'étouffer ce qu'elles cherchent à protéger ?

Je suis venue écouter, apprendre et partager. Pour comprendre comment, ici, on conjugue valeurs passées et futurs dans une quête commune : celle de la vie.

Mon objectif est clair : m'adresser à ces jeunes femmes qui, faute d'avoir trouvé leur moitié, sentent la satanée horloge biologique gagner du terrain, inexorable et cruelle. Ces femmes qui croient que tout est joué, que le temps a imposé sa fatalité, et qui s'effondrent à l'idée de ne jamais connaître la joie sublime de devenir mère.

Ces femmes ont un courage que peu de gens soupçonnent. Ce sont celles qui se sont battues pour leurs études, ont trouvé un emploi, et sont devenues financièrement indépendantes, souvent au prix de sacrifices immenses. Parfois, elles soutiennent financièrement leurs frères et sœurs, parce qu'elles n'ont pas d'enfants à charge. Elles sont fortes en apparence, mais derrière leurs sourires, un mal ronge leur cœur. Elles n'en parlent jamais. Pas à leur mère, pas à leurs grands-mères, ni même à leurs amies mariées.

Pourquoi ? Parce qu'il faut éviter les sujets qui fâchent : *le mariage* et *la maternité*.

Je suis venue pour elles. Ces femmes qui pleurent en silence, qui répriment un désir aussi naturel que profond : celui de devenir mère, de tenir un bébé dans leurs bras, de sentir sa petite tête s'appuyer contre leur poitrine.

Mais je ne m'adresse pas seulement à elles. Je suis là aussi pour les femmes mariées, celles qui, après des années d'union, n'arrivent toujours pas à avoir d'enfant. Celles qui subissent en silence les regards accusateurs, les remarques insidieuses, les chuchotements qui les transpercent comme des lames. Ces femmes vivent un enfer muet, un calvaire invisible, mais bien réel.

Ces femmes sont vos sœurs, vos amies, vos filles, vos

petites-filles. Elles n'ont ni couleur de peau, ni statut social, ni état civil. Ce qui les unit, c'est ce même désir universel, profond et instinctif : devenir maman.

C'est entre autres pour elles que je me bats. Pour elles que j'ai mis à nu mon intimité, dévoilé mon vécu dans *Concevoir en Solo : croire en sa capacité d'être mère*. Je veux leur dire de ne pas baisser les bras, de garder foi en elles, car des solutions existent. Il est possible de désynchroniser le mariage et la maternité, de les décorréler. L'un n'empêche pas l'autre. Le bonheur d'être mère n'a pas de prix, et il mérite qu'on le cherche avec toute l'énergie et l'espoir du monde.
Et pour celles en couple, des solutions médicales existent pour accéder à la maternité.

Je suis une personne positive, et c'est avec cet optimisme que je me suis lancée en Afrique, pleine d'enthousiasme et de détermination pour défendre cette cause qui m'habite. Mais avec le recul, je me rends compte que ma motivation était empreinte d'une certaine naïveté. Et vous comprendrez pourquoi.

Sur place, je suis passée de surprise en étonnement, d'étonnement en exaspération, d'exaspération en colère, avant d'être submergée par la compassion, puis par une rage sourde.

Le problème s'est révélé bien plus profond que je ne l'avais imaginé. Ici, qu'il s'agisse de fertilité ou d'infertilité, le sujet reste un tabou, un silence pesant qui étouffe. Cette vérité, je l'ai découverte au fil de mon séjour, à travers des rencontres et des témoignages bouleversants.

Je me suis rendu compte que les femmes africaines qui luttent contre leur horloge biologique ne sont pas toutes célibataires. Beaucoup sont mariées depuis des années et ignorent que des solutions existent. Certaines portent sur leurs épaules le poids accablant de l'infertilité. D'autres, encore plus tragiquement, doivent garder le secret de la stérilité de leur mari, assumant le fardeau du silence, souvent seules.

Ces visages multiples de la souffrance m'ont convaincue que ce deuxième tome devait explorer la fertilité sous toutes ses facettes : en solo, en couple, et à travers le prisme des tabous qui entourent ce sujet. Je ne pouvais pas garder le silence face à cette réalité. Il fallait sensibiliser, éduquer, mettre en lumière les solutions qui existent et briser cette omerta.

Dans ce livre, je partage les histoires réelles de femmes du monde entier qui m'ont contactée, des récits qui m'ont bouleversée. À travers leurs voix, je veux briser ce silence assourdissant, offrir des réponses, et surtout de l'espoir. Ensemble, nous pouvons faire évoluer les mentalités et redonner aux femmes le pouvoir de croire en leur rêve le plus cher : devenir mère.

La Warrior Mum

Force et Résilience face aux défis de la fertilité

CHAPITRE 13

Semer l'Espoir et Dépasser les Tabous sur la Fertilité

Arrivée à Kinshasa, j'ai tout planifié avec soin. Trois jours consacrés à des séances de dédicaces et des moments d'échanges dans un lieu chaleureux et féminin. Comme à mon habitude, en bonne cheffe de projet, j'ai étudié le terrain avec précision : où rencontrer des femmes détendues, prêtes à parler de sujets aussi personnels ?

À Kinshasa, les salons de beauté sont bien plus que des lieux où l'on se refait une beauté. Ce sont des espaces de partage et de confidences, où les femmes se dévoilent loin des regards critiques. Ici, les discussions coulent librement, entre éclats de rire et anecdotes. L'idée de choisir un tel lieu pour aborder la maternité et la fertilité m'a semblé évidente.

Un salon de coiffure du CTC mall semblait correspondre à ce lieu, il était en plein centre-ville. Je contacte alors l'équipe du salon, et l'idée de transformer une partie de cet espace de beauté en un lieu de discussion autour de sujets aussi intimes les enthousiasme immédiatement. Les managers de ce salon, bien que déjà mamans, comprennent la portée de ma démarche. Elles partagent ma vision d'un monde où les femmes s'entraident, se soutiennent et brisent ensemble les tabous qui les enferment.

Grâce à leur soutien, j'ai pu transformer ce lieu en un espace où des voix jusque-là silencieuses pouvaient enfin s'exprimer.

Ensemble, nous lançons des « teaser » sur la toile, et sur nos stories, on peut lire:
- « A ne pas manquer, une séance de dédicace très privée »

ou encore
- « pour la femme indépendante qui s'assume, la strong woman, la warrior, un témoignage qui va vous couper le souffle 'Concevoir En solo'…!».

La toile s'agite, comme à son habitude. Les messages affluent, les réactions pleuvent, et moi, je suis portée par un tourbillon d'enthousiasme.

L'idée de rencontrer enfin ces femmes, de leur parler, de les écouter, me remplit d'une joie immense. Ce moment, je l'attendais depuis deux ans. Mais ce n'était pas qu'une simple rencontre. C'était bien plus profond, plus vibrant : un rêve qui prenait vie.

Un rêve d'aider les femmes africaines à s'émanciper davantage, à se réapproprier leur pouvoir et leur liberté. Ce rêve, je le porte en moi comme une flamme, alimentée par l'héritage de figures emblématiques qui marquent notre histoire. Chimamanda Ngozi Adichie, avec sa plume puissante, a éclairé la voie d'une féminité assumée et revendiquée. Nawal El Saadawi, écrivaine, médecin et militante pour les droits des femmes en Afrique et dans le monde arabe. Leila Abouzeid, écrivaine engagée sur la condition des femmes au Maghreb.

Tsitsi Dangarembga, romancière et militante.
Angélique Kidjo, chanteuse béninoise engagée pour les droits des femmes et des filles en Afrique.
Yvonne Chaka Chaka, chanteuse et ambassadrice de l'UNICEF pour la santé des femmes et des enfants.
Aminata Traoré, écrivaine et ancienne ministre de la Culture au Mali, critique du néocolonialisme et défenseuse des droits des femmes.
Et j'en passe.

Et puis, il y a nos ancêtres, ces femmes d'un courage extraordinaire, dont les noms résonnent comme des étendards. Anne Zingha, la reine guerrière, stratège et diplomate qui a défié les empires au Congo. Taytu Betul, impératrice éthiopienne et visionnaire, qui a su défendre son peuple avec sagesse. Kimpa Vita, Surnommée la "Jeanne d'Arc du Kongo", prophétesse et martyre, qui s'est battue pour ses convictions et pour son peuple malgré le poids des traditions et des oppressions.

Elles ont laissé une empreinte indélébile, chacune à leur manière, à travers leurs actes, leurs mots, et leur force. Leur héritage m'inspire chaque jour, et c'est cette même énergie que je veux transmettre aux femmes que je m'apprête à rencontrer.

Ce moment, je le ressens comme une continuité, une chaîne de solidarité féminine qui traverse les âges. C'est une promesse que je me fais à moi-même, et à elles : contribuer, à ma manière, à écrire une nouvelle page d'espoir, de force et de résilience dans l'histoire des femmes africaines.

Pour marquer cette occasion unique, j'ai choisi de dédicacer mon livre en y inscrivant des citations qui ont façonné ma pensée au fil des années. Des mots puissants, portés par des esprits brillants, qui m'ont accompagnée, inspirée, et parfois même relevée dans les moments de doute.

Gandhi, avec sa sagesse intemporelle, m'a appris que la force réside dans la persévérance et la non-violence face à l'adversité. Il disait : *"La force ne vient pas des capacités physiques. Elle vient d'une volonté indomptable."* Ces mots résonnent profondément en moi, surtout dans les moments où le combat semble perdu d'avance.

Simone de Beauvoir, pionnière du féminisme, m'a rappelé que rien n'est donné aux femmes, qu'elles doivent se battre pour chaque victoire. Elle écrivait : *"On ne naît pas femme : on le devient."* Cette phrase, plus qu'un slogan, est un appel à embrasser notre chemin avec audace, à redéfinir nos rôles et à revendiquer notre liberté.

Christine Kelly, avec son parcours empreint de résilience, m'a montré qu'il est possible de tracer sa propre voie, même dans un monde hostile. Elle m'inspire à travers ces mots : *"Ne baissez jamais les bras, parce qu'au bout de l'effort, il y a toujours une lumière, un espoir."*

Et enfin, Sénèque, cet ancien philosophe stoïcien, m'a offert une leçon précieuse sur l'importance de vivre pleinement chaque instant. Il disait : *"La vie, ce n'est pas d'attendre que l'orage passe, c'est d'apprendre à danser sous la pluie."* Ses mots m'ont enseigné que les défis sont une occasion de croissance et de transformation, plutôt qu'un obstacle insurmontable.

Ces citations ne sont pas seulement des mots gravés sur des pages. Elles sont une part de moi, un héritage que je souhaite transmettre à travers ce livre. En dédicaçant mon livre et en utilisant ces pensées avec les femmes que je rencontre à Kin, je veux leur offrir non seulement des outils pour avancer, mais aussi un élan, une énergie, un souffle pour croire en elles-mêmes et en leurs rêves.

À la rencontre de ces femmes, j'imaginais un moment fort, où je pourrais partager la genèse de mon livre *Concevoir en Solo*. Chaque mot, chaque page, est né d'une volonté profonde de briser le silence, d'apporter des réponses et de redonner espoir à celles qui se battent en silence.

Pour mon séjour à Kin, j'avais donc prévu les 3 jours de

séance de dédicace dans ce salon de coiffure et un temps d'échange sous la forme d'une conférence-débat en collaboration avec l'Association FELCO (*Femmes des Lettres Congolaises*).

CHAPITRE 14

Un Livre, Une Histoire, Une Lutte

Enfin, le jour tant attendu de la dédicace est arrivé. C'était bien plus qu'une simple présentation de mon livre ; c'était mon premier véritable pas vers les femmes kinoises.

Avec ma mère et mon fils à mes côtés, nous nous sommes rendus au salon de coiffure situé au centre-ville de la Gombé, une heure avant l'ouverture, pour préparer l'espace de dédicace.

Bernadette, la directrice du salon, une femme d'une trentaine d'années, grande, élancée, et dotée d'un sourire rassurant, avait pensé à tout. Son organisation impeccable et son soutien bienveillant m'ont immédiatement mise à l'aise. Ensemble, nous nous sommes affairées à accrocher des affiches et à gonfler des ballons, créant une atmosphère conviviale et accueillante.

Chaque détail comptait, et je tenais à ce que chaque femme qui passerait cette porte ressente l'attention et l'amour investis dans cet événement.

Parmi les éléments de décoration, un magnifique

portrait que le photographe Stéphane Cojot avait réalisé à Paris trônait fièrement. Tenant mon livre, j'y affichais une sérénité, une joie et une force qui traduisaient mon parcours. Lorsque Stéphane me l'avait offert avant mon départ, il m'avait dit avec une bienveillance touchante : « *Je te souhaite bonne chance et réussite pour ton livre en Afrique !* ». Ce tableau symbolisait l'aboutissement de mes efforts, mais aussi le commencement d'un échange que j'espérais porteur de sens et de changement.

Pour agrémenter l'événement, j'avais également prévu quelques douceurs : des confiseries soigneusement disposées, qui ajoutaient une touche chaleureuse et sucrée à cette matinée spéciale.

Nous étions fin prêtes. À 8h30, le salon ouvre ses portes. Mon fils Gabriel et sa grand-mère, Taté Joséphine, s'éclipsent avec discrétion pour me laisser travailler. Leur plan pour ces trois jours ? Se dorer la pilule au bord de la piscine, profitant du soleil éclatant de Kinshasa.

Vers 10h, le salon commence à s'animer. Les clientes affluent : des habituées curieuses, des followers enthousiastes, mais aussi des amis, amies et anciennes collègues attirées par nos teasers sur les réseaux sociaux. L'atmosphère est électrique, joyeuse. Les premiers échanges, les premières dédicaces marquent des instants de complicité et de découverte mutuelle.

Cependant, chaque rencontre ne laisse pas la même empreinte. Certaines femmes, par leurs histoires, me touchent profondément. Leurs récits éveillent en moi une émotion sincère, un élan de solidarité. À travers leurs regards et leurs mots, je ressens l'importance de mon travail, l'urgence de continuer à briser les tabous.
Mais d'autres interactions suscitent une forme de frustration, une résistance que je m'efforce de comprendre.
Qu'importe. Je reste sereine. Défendre la cause des femmes, c'est embrasser la complexité de leurs parcours, accepter que chaque changement prenne du temps. Patience et persévérance sont mes alliées dans ce combat.

L'une des femmes célibataires, Fleur m'annonce la couleur quand je lui parle de mon plan pour une conférence débat sur le sujet :
« Bijou, dans ta conférence, il faudra prévoir des mouchoirs. Ici, les filles célibataires dans la trentaine en ont gros sur le cœur, nous sommes pointées du doigt, la risée de tout le monde »

Je garde mon calme et lui réponds avec sourire :
« *Je suis devenue coach de vie pour vous ; il est grand temps de changer de perception du monde et d'arrêter de se torturer. On n'a qu'une vie après tout.* »
Et j'ajoute : « *nous allons changer ensemble votre approche et travailler la pensée positive. J'ai le sourire et personne ne pleurera à ma séance, au contraire, je compte leur partager ma joie et rebooster leur confiance en soi* ».

Elle me regarde avec une lueur d'espoir et rétorque : « *Quoi ?! cela veut dire quoi, travailler la pensée positive* » ?

Je me dis que c'est peut-être trop d'information pour elle à ce stade. Je lui donne mon numéro de téléphone et lui propose, après la lecture de mon livre, de me poser toutes les questions. Sachant qu'en lisant mon livre, elle comprendrait ce qu'est la pensée positive.

Une autre femme, Niclette, m'interpelle : « *Tu n'as des solutions que pour les célibataires ? Et les femmes mariées alors ? Il n'existe aucune solution contre l'infertilité. Mon mari va bientôt me quitter, je ne sais plus quoi faire* ».

Surprise, je lui réponds spontanément : « *Pourquoi ne pas envisager une PMA ?* »

Elle me fixe, les yeux écarquillés :
« *Un bébé médicament ? Il ressemblera à qui ? Un bébé étranger ? Mon mari n'acceptera jamais cela.* »

Ces mots me percutent de plein fouet. Jamais je n'avais vu mon fils sous cet angle, jamais je ne l'avais considéré comme un « bébé médicament ». Quelle formulation froide, presque déshumanisante ! Une vague d'émotions contradictoires m'envahit : tristesse, incompréhension, frustration. Moi qui me livre sans filtre pour soutenir d'autres femmes, il m'arrive d'être blessée par certaines paroles, dites sans malveillance mais terriblement maladroites. À cette époque, en 2020, je n'avais pas encore les outils pour me protéger de ce genre de chocs émotionnels. Heureusement, grâce à ma formation en PNL, je suis aujourd'hui mieux armée : plus ancrée, plus sereine, capable de prendre du recul sans me laisser atteindre.

J'explique à Niclette en quoi consiste la PMA, ou Procréation Médicalement Assistée, et je lui précise surtout que le bébé serait bien issu de ses propres ovules et des gamètes de son mari.

Surprise, elle réagit : *« Mais cette fameuse fécondation in vitro, ce n'est pas des médicaments chimiques qui créent l'embryon dans un incubateur ? »*

En l'écoutant, mon cœur se serre. Je réalise à quel point les gens sont mal informés sur la PMA. C'est un sujet encore tabou, peu abordé, et par conséquent, peu compris. Je prends conscience que mon séjour ne sera pas de tout repos.

Pendant ce temps, la queue pour la dédicace continue de s'allonger. J'invite Niclette à inscrire son numéro sur la liste des futurs participants à la conférence-débat organisé avec FELCO.

L'après-midi, une de mes cousines débarque, visiblement troublée. Avec un air mi-scandalisé, mi-déçu, elle me lance :
« J'ai été choquée d'apprendre qu'une personne de ma propre famille a écrit cette histoire. Pourquoi tu nous as fait ça ? Je suis traditionnaliste, et je trouve que l'Europe t'a beaucoup changée. »

Ah, ces fameuses cousines, tatas ou amies moralisatrices, on en a toutes une, n'est-ce pas ? Celles qui semblent avoir reçu un diplôme en jugements non sollicités.

Je lui réponds donc, avec mon plus beau sourire poli : « *C'était mon choix d'avoir un enfant seule… plutôt que d'en faire un dans le dos d'un homme marié.* »
Elle n'a pas répondu.

Manifestement, elle a jugé mon livre à sa couverture. Tout comme certaines autres personnes à qui je ne tiens pas rigueur… enfin, presque. « *Les filles, les femmes, mes warriors Mum en 2025, prenez le temps de lire vraiment les livres avant de les commenter. Ne laissez pas vos connaissances s'appauvrir par des interprétations hâtives. La lecture, c'est un outil de liberté et de réflexion. Nourrissez votre esprit, pas vos préjugés. Ouvrez les livres. Lisez-les. Ce n'est pas une option. Vos neurones méritent mieux que des raccourcis TikTok ou des jugements à l'aveugle. La culture, ce n'est pas un luxe, c'est une responsabilité. A bon entendeur, Salut !* »

Au fil de la journée, je rencontre des jeunes femmes très impatientes de me lire et elles semblent avoir déjà plein de questions. Ces femmes qui me suivaient sur les réseaux et qui m'attendaient impatiemment, elles se sentent revivre et ça me rebooste.

La journée se poursuit et je continue à dédicacer mon livre. Un ami arrive à son tour et me dit avec un sourire : « *Je t'achète le livre uniquement parce qu'on se connaît depuis si longtemps, pour soutenir 'l'Écrivaine'. Mais tu comprends, je n'adhère pas du tout à ton idée. Nous sommes des Bantous, chez nous, cela ne se fait pas d'avoir un enfant seule. Un point, c'est tout !* »

En disant cela, il suggère que, selon lui, être Bantou signifie être intolérant et fermé au changement. Bien sûr, je ne suis pas d'accord. Tous les hommes Bantous ne partagent pas cette vision, et heureusement.

Le monde n'est pas fait que de femmes mariées, n'est-ce pas ? Ces hommes sont-ils au courant de ça ? Et celles qui ne veulent pas être en concubinage ou en polygamie ou qui n'ont pas trouvé leur moitié, cela voudrait dire qu'elles devraient également renoncer à leur maternité, renoncer à leur rêve de devenir mère ?

La journée touche presque à sa fin, et un autre homme semble ne pas se douter du sujet abordé dans le livre. Il voulait l'acheter parce qu'il est passionné par les livres écrits par des femmes africaines et parce que c'était une autobiographie.

Sa surprise a été totale après notre bref échange, lorsqu'il a compris la véritable thématique du livre.
Il m'a alors lancé, visiblement déconcerté : « *Ce n'est pas croyable, toi ! Une si jolie femme !... ».*
En Afrique, les gens se sentent libre de te lancer ce type de réflexion indélicate : « *une si jolie femme ne peut pas manquer un homme avec qui faire un enfant !* ».

Donc je pouvais deviner ce qu'il insinuait, sa déception,

comme si ses pensées criaient : « *Tu n'avais qu'à me demander, j'aurais pu te faire ce bébé !* »
Je marquais une pause exprès pour laisser ses paroles lui remonter dans le cerveau.
Puis, après un instant de réflexion, un éclat de lucidité, il ajoute : « *Donne-moi deux exemplaires. J'ai une amie qui a vraiment besoin de lire cette histoire, ça va l'aider.* »

Et là, je me sens revigorée et me dis*: « tiens donc ! un homme intelligent garde l'esprit ouvert et ne se braque pas sur un titre ou des préjugés. Il a l'esprit ouvert, bien que comme moi, certains travers de la culture semblent avoir laisser quelques belles cicatrices. Son premier reflex était celui du 'bantou non évolué' mais il a réussi à se rattraper très rapidement».*

À la fin de la journée, je ressens un mélange complexe d'émotions. Heureuse, car je réalise que mon livre a le potentiel d'aider bien plus de femmes que je ne l'avais imaginé. Mon objectif initiale, les célibataires, s'élargit à des femmes de tous horizons : mariées, en couple, divorcées, ou en quête d'un chemin personnel.
Mais une tristesse profonde m'envahit également, face à un constat accablant : à l'aube de 2021, le sujet de la fertilité reste un véritable *tabou* en Afrique.

Et ce mélange des deux sentiments ne m'a pas quitté durant les 3 jours de dédicace.

Ces deux dernières années, en accompagnant les femmes célibataires en France et en Europe dans leur parcours pour concevoir en solo, j'ai beaucoup appris.

Je me suis battue sans relâche pour la légalisation de la PMA pour les célibataires en France, au nom de l'égalité et de la tolérance.

Mais ici, mes futures lectrices africaines m'enseignent une leçon différente : sur le continent, la fertilité dépasse la simple question d'avoir un enfant. Elle est enveloppée d'un silence assourdissant, celui des tabous profondément enracinés. Et là où il y a un tabou, il y a souvent une souffrance dissimulée et un problème à résoudre.

Je savais déjà que le poids de nos traditions africaines, si belles et riches, pouvait être immense. Mais ce que je découvre, c'est que lorsque ces traditions restent figées et refusent d'évoluer, elles se transforment en chaînes invisibles. Ces croyances limitantes se manifestent par des jugements sévères, comme la dévalorisation des femmes non mariées, qui vivent dans la souffrance ou se résignent à des mariages de compromis social, au détriment d'un mariage d'amour.

Ces traditions, lorsqu'elles refusent d'évoluer, servent souvent à masquer des inégalités flagrantes. Des expressions comme « *Nous sommes des Bantous !* » ou « *L'homme, c'est l'Homme !* » sont encore utilisées pour justifier des pratiques injustes et dépassées. Ce qui était autrefois un socle de valeurs partagées devient, pour certaines, un poids qui les enferme.

Naïvement, je croyais qu'avec l'essor du numérique, la

condition féminine en Afrique avait fait un bond en avant. Une douce illusion. Ici, la réalité me rattrape, brutale et implacable. Certes, des progrès ont été réalisés, mais ils restent timides, particulièrement en matière de fertilité, où les tabous et les inégalités persistent.

Prenons la RDC, ex-Zaïre. Sous le régime du président Mobutu (1965-1997), le Zaïre a connu une politique d'authenticité qui visait à promouvoir la culture africaine et à rejeter les influences occidentales. Cette politique a notamment impacté la manière de s'habiller, avec des prescriptions vestimentaires spécifiques les femmes étaient fortement encouragées à porter des pagnes traditionnels (tenues longues, pas de short, pas de mini-jupe, ... le port du pantalon était mal vu, voire interdit dans certains espaces publics ou institutions comme les écoles ou les administrations.

Pire encore, jusque dans les années 1990, une femme mariée devait obtenir l'autorisation de son mari pour travailler. Non, ce ne sont pas des anecdotes tirées d'un manuel d'histoire ancienne, mais des réalités encore fraîches, qui rappellent que l'émancipation féminine avance à petits pas.

Face à cette réalité, je réalise que mon rôle ici va bien au-delà de l'écriture. Mon livre, mes échanges, mes conférences... Ce ne sont pas juste des mots jetés sur du papier ou des discussions de circonstance. Ce sont des outils, des leviers pour ouvrir des conversations longtemps restées sous silence, pour bousculer les idées reçues et permettre aux femmes de reprendre le pouvoir sur leurs choix et leur avenir.

Ces premiers jours à Kinshasa ont été une véritable plongée dans une réalité complexe, où se croisent traditions profondément ancrées et aspirations à un changement encore timide mais irrépressible. Chaque échange m'a donné un aperçu des défis uniques que rencontrent les femmes africaines, mais aussi de leur force, de leur capacité à résister, à rêver et à se battre.

J'ai été frappée par la curiosité sincère des jeunes filles, par la détresse silencieuse de certaines femmes mariées, et, je l'avoue, par l'étonnement parfois déroutant de certains hommes face à mon discours. Ces interactions m'ont rappelé pourquoi j'ai écrit ce livre et pourquoi mon engagement ne s'arrête pas aux frontières géographiques ou culturelles. Il s'agit de donner une voix à celles qui n'en ont pas, d'offrir des outils pour briser les tabous et de raviver l'espoir.

Kinshasa m'a accueillie avec son énergie bouillonnante et ses contrastes saisissants. Mais elle m'a aussi mise face à une réalité dure : celle de croyances limitantes qui retiennent encore tant de femmes dans l'ombre, les empêchant d'explorer pleinement leur liberté et leur maternité. Ces premiers jours ont été une leçon d'humilité et une source de motivation renouvelée.

Ma conviction n'en est que renforcée : mon livre, mes

conférences, mes échanges ne sont qu'un point de départ. Il y a encore tant à faire, tant à dire, tant à partager.

Chaque discussion ouvre une brèche dans le mur des tabous, chaque témoignage apporte une pierre à l'édifice du changement. Et si le chemin est long, je suis prête à le parcourir, une rencontre, un sourire, et un pas à la fois.

CHAPITRE 15

Une soirée de voix et d'excellence féminine

Deux semaines plus tard. Un soir pas comme les autres, je suis invitée au spectacle organisé par FELCO au ShowBuzz, un lieu emblématique de Kinshasa. Cette salle de spectacle, à l'élégance contemporaine et à l'acoustique parfaite, accueille ce soir des femmes talentueuses venues partager leurs œuvres.

FELCO est une association qui réunit des écrivaines, poétesses, dramaturges, conteuses, rappeuses, slammeuses, philosophes, juristes, journalistes, érudites, professeures et libres penseuses de toutes générations. Cette association vise à engager les femmes de lettres congolaises dans une réflexion collective sur les enjeux sociaux, culturels et démocratiques de notre pays. Par leurs écrits et leurs pensées, elles s'emploient à élever la culture et la condition sociale de la population, convaincues que la pensée et la culture sont les fondements sur lesquels une nation se construit.

L'atmosphère est électrique, mais une certaine impatience flotte dans l'air. Le programme semble prêt à démarrer, mais quelque chose – ou quelqu'un –

manque encore. Les murmures dans la salle s'intensifient. Qui attendons-nous ? Aucun indice, et cela ne fait qu'ajouter du suspense.

Puis, soudain, la salle s'apaise. Une silhouette élégante fait son entrée. C'est Madame Denise Tshisekedi, la Première Dame de la R. D. Congo. À cet instant, un murmure d'étonnement parcourt l'audience, vite remplacé par des applaudissements nourris. Sa présence, inattendue pour beaucoup, donne immédiatement un éclat particulier à cette soirée.

Je suis frappée par sa prestance. Elle avance avec grâce, saluant chaleureusement le public avant de s'installer au premier rang. C'est un moment symbolique et émouvant. Voir la Première Dame soutenir un événement dédié à l'expression féminine est un message puissant pour toutes les femmes présentes.

Le spectacle commence alors. Les performances, variées et intenses, s'enchaînent, chacune apportant une perspective unique. Une comédie, pleine d'humour et d'esprit autour du Président de la République surnommé « Fatshi Béton », déclenche des rires francs et éclatants, rompant la tension initiale.

Une slammeuse livre ensuite un texte poignant sur la dépigmentation, dénonçant cette pratique qui trahit le poids des normes de beauté imposées et rappelant au travers des rimes combien la peau noir ébène est belle.

Force et Résilience face aux défis de la fertilité

Une dramaturge évoque la prostitution de survie des quartiers populaires de Kinshasa, donnant une voix à celles que l'on préfère souvent ignorer.

Une autre lit une lettre adressée à sa mère au travers de questionnement, dans laquelle, elle dénonce le mariage forcé et les inégalités entre l'éducation des jeunes garçons et des jeunes filles en Afrique.

Enfin, une poétesse parle des femmes de l'Est du Congo, victimes de violences innommables, avec une puissance qui suspend le souffle de la salle.

Je suis bouleversée. Chaque mot, chaque geste, est une invitation à ressentir, à réfléchir, et à agir.
Ces artistes ne racontent pas seulement des histoires; elles incarnent des réalités vécues, trop souvent tues.

À plusieurs reprises, je regarde discrètement Madame Tshisekedi. Ses réactions, tantôt un sourire, tantôt une main posée sur le cœur, montrent à quel point elle est touchée par ce qui se joue sur scène. Sa présence renforce l'importance de cette soirée et donne du poids aux messages portés par ces femmes.

À la fin du spectacle, j'ai l'honneur de la rencontrer avec les membres de FELCO dont je fais désormais partie. Elle accueille notre Présidente et avec un sourire sincère nous dit:
« *Ce que vous faites est remarquable. Vos mots et vos actions donnent une voix à celles qui en ont besoin. Ne vous arrêtez pas.*

»

Ces mots résonnent profondément en moi. Ils sont un rappel de l'importance de poursuivre cette mission, de continuer à briser les tabous et à créer des espaces où les femmes peuvent s'exprimer librement.

En quittant le ShowBuzz, je suis submergée par une vague d'émotions. Cette soirée n'était pas seulement un spectacle; c'était un moment de communion, une célébration de la résilience, de la force et de l'espoir. Je repars avec une conviction renouvelée: les mots et l'art ont le pouvoir de transformer des vies, et il appartient à chacune de nous de continuer ce travail, chaque voix compte.

Je suis encore bouleversée par la force des performances de la soirée, mais aussi profondément impressionnée par l'organisation impeccable de FELCO. Chaque détail, du programme à l'accueil des invités, témoignait d'un professionnalisme et d'une passion remarquables.

Je ne peux m'empêcher d'admirer Mme Yolande Elebe, la présidente de FELCO. Son calme, son assurance, et sa vision claire sont autant de qualités qui inspirent. Elle a su réunir des femmes d'exception, leur donner une plateforme pour s'exprimer et toucher des cœurs. Sa présence, à la fois posée et engageante, a marqué cette soirée d'une empreinte particulière.

Cette soirée au ShowBuzz n'était pas qu'un événement culturel ; c'était une rencontre avec des âmes vibrantes, un rappel que la solidarité féminine est une force capable de déplacer des montagnes.
Elle restera gravée dans ma mémoire.

Désormais, je suis persuadée que la journée débat autour de mon livre sera à la hauteur de mes attentes, voire les dépassera. L'énergie, l'intelligence et la passion qui émanent de cette association et de ses membres promettent des échanges d'un très haut niveau.

La Warrior Mum

Force et Résilience face aux défis de la fertilité

CHAPITRE 16

Conférence-débat à l'Hôtel Le Balisier

Quelques jours après la soirée mémorable de FELCO, l'heure est venue pour la grande conférence-débat autour de mon livre.

L'événement se tient **à l'hôtel Le Balisier, situé 76 bis avenue Nguma à Macampagne,** dans une vaste salle de fête lumineuse et impeccablement aménagée. Cet espace, idyllique pour des mariages et d'autres grandes réceptions, a été gracieusement prêté par la propriétaire, une femme d'affaire battante dont le courage et la générosité m'inspirent profondément.

Cette salle, pouvant accueillir plus de 300 personnes, est déjà animée bien avant le début de l'événement. Les invitées affluent, curieuses et enthousiastes, tandis que des discussions s'engagent autour du thème de mon livre *« concevoir en solo : croire en sa capacité d'être mère »*.

La grande salle de fête de l'hôtel **Le Balisier** offrait une atmosphère accueillante et propice aux échanges. Bien que spacieuse, elle avait été aménagée pour créer une ambiance chaleureuse et conviviale. L'éclairage naturel de l'après-midi baignait la salle, diffusé par de larges fenêtres qui laissaient passer une lumière douce tout en étant tamisé par l'ombre des arbres environnants. La climatisation maintenait une fraîcheur agréable, parfaite pour contraster avec la chaleur extérieure de Kin.

Le panel des speakers, dont je faisais partie, était disposé en face de l'auditoire autour d'une table basse élégante faite en bois libuyu local. Assis dans des fauteuils confortables, nous avions l'impression d'être dans un salon de thé cocooning, où chaque intervenant pouvait dialoguer avec aisance et proximité avec le public.

L'audience, un mélange riche et diversifié d'hommes et de femmes âgés de 30 à 70 ans, reflétait l'intérêt intergénérationnel pour les thématiques abordées. Les participants étaient installés sur des chaises bien espacées, et des bouteilles d'eau soigneusement disposées leur permettaient de se rafraîchir tout au long de la conférence.

Cet équilibre subtil entre la grandeur de la salle, la fraîcheur apaisante de l'air climatisé, et l'aménagement accueillant conférait une atmosphère particulière. On se sentait à l'aise, détendu, tout en restant conscient de l'importance des discussions à venir.

L'harmonie du lieu et des participants donnait le ton: un dialogue authentique et respectueux, porté par la diversité et l'ouverture d'esprit.

L'ouverture de la conférence est confiée à Diane, une écrivaine éloquente et charismatique membre de

FELCO. Avec son aisance naturelle, elle commence par présenter mon parcours, soulignant les moments clés de mes études à ma carrière et les défis personnels qui m'ont menée à écrire *Concevoir en Solo*. Ses mots, empreints de respect et d'admiration, captivent l'audience, qui découvre les multiples facettes de ma personne et de mon engagement pour les femmes.

La conférence, modérée par Mme Yolande Elebe, la présidente de FELCO, débute avec fluidité et dynamisme. Avec son calme et son assurance habituels, elle expose les thématiques principales du livre et invite les participantes à réfléchir et à réagir. Elle structure habilement les échanges, posant des questions pertinentes qui stimulent la discussion.

Pour cette conférence au Balisier, Yolande m'avait parlé de Jean. Un ami, un psychologue sexologue, elle m'avait dit : *« Tu verras, il a cette capacité rare de comprendre nos traditions sans s'y enfermer. »* Et elle avait raison. J'ai donc tenu à ce qu'il soit présent à mes côtés.
Jean Lumbala est psychologue, d'origine congolaise, fin connaisseur des mécanismes culturels et spirituels qui traversent nos communautés. Son regard est à la fois ancré et éclairé. Il sait poser des mots justes, avec calme, et apporter une touche de rationalité dans des discours parfois figés dans des traditions devenues obsolètes.

Jean Lumbala est également écrivain (« La vie sexuelle des congolais » Ed. Academia), j'ai été ravie de le rencontrer et d'avoir cette opportunité de débattre avec lui en Afrique. Un homme africain et ouvert à discuter d'une manière non condescendante ou borné de la PMA waouh ! waouh ! Contrairement à l'homme que j'avais rencontré 2 jours auparavant au salon de coiffure, celui qui m'avait dit « nous sommes des Bantous ! » en y cachant ses propres complexes sexistes ou encore certains hommes (heureusement pas majoritaires). Jean était tout sauf ce genre d'homme-là, il a une ouverture d'esprit très affirmée et je pense que c'est pour cela que c'est un bon psychologue sexologue. Il a également une touche d'humour communicative, propre à lui qui te met tout le monde à l'aise pour échanger.

Pour enrichir les débats, M. Jean intervient régulièrement en tant qu'expert. Ses éclairages sur les enjeux émotionnels, culturels et scientifiques liés à la fertilité apportent une profondeur bienvenue. Il parle avec clarté et empathie, dissipant les doutes et démystifiant certains tabous autour de la PMA et de la maternité en solo ou en couple.

Ce jour-là, il a su, avec beaucoup de subtilité, faire le pont entre les croyances, la science et l'humain. Sa présence a été précieuse.

L'audience, composée majoritairement de femmes mais aussi de quelques hommes, se montre réceptive et engagée. Les discussions abordent des thèmes variés, parfois sensibles :

- Les poids des traditions: Comment les normes

culturelles et les croyances limitantes freinent encore les femmes dans leur quête de maternité et d'autonomie.
- La PMA et ses malentendus: j'explique en détail les aspects médicaux, tout en répondant aux inquiétudes liées à la "naturalité" de cette méthode.
- L'impact psychologique: Les défis émotionnels auxquels font face les femmes célibataires ou mariées confrontées à l'infertilité.

Au fil des interventions, l'émotion monte progressivement dans la salle. Les discussions, d'abord cadrées par les thématiques présentées, laissent place à des témoignages personnels, sincères et bouleversants. Encouragées par l'atmosphère bienveillante, certaines participantes osent briser le silence, partageant des souffrances longtemps enfouies.

Une femme, visiblement émue, se lève pour raconter son parcours éprouvant avec la fertilité. Sa voix tremble légèrement lorsqu'elle évoque le manque de soutien qu'elle a ressenti, à la fois de la part de son entourage et de la société. Lorsqu'elle termine son récit, un silence respectueux envahit la salle, suivi d'applaudissements chaleureux, comme pour lui dire qu'elle n'est pas seule. Ce moment d'humanité simple mais puissant donne du courage à d'autres pour prendre la parole.

Une autre participante, assise au premier rang, partage alors son combat contre l'endométriose. Elle parle avec douleur du désespoir que lui renvoyait sa belle-famille, obsédée par sa capacité – ou son incapacité – à offrir un descendant à leur fils. Ses mots révèlent un poids immense, celui des attentes culturelles et familiales, qui ajoutent à la souffrance physique et émotionnelle de la maladie.

Puis une femme divorcée et maman de deux enfants, assise au fond de la salle, s'avance lentement vers le micro. Elle explique avec calme mais détermination qu'elle s'identifie à une maman solo, car l'absence du père de ses enfants est si criante qu'il n'existe plus dans leur vie. Elle parle de la solitude qu'elle ressent parfois, mais aussi de sa force et de son amour inconditionnel pour ses enfants, qui lui donnent le courage de continuer. Elle affirme que si elle avait été à ma place, elle aurait également choisi d'avoir un enfant en solo, car elle ne se voit pas vivre sans enfants.

Ces témoignages, chacun unique et poignant, reflètent la diversité des luttes que mènent ces femmes qu'elles soient en solo ou en couple. Ils transcendent les simples questions de fertilité pour aborder des thèmes plus larges : les pressions familiales, les normes sociales, et les défis d'être une mère ou une femme face aux attentes souvent irréalistes de la société.

Chaque histoire, en touchant profondément le public, crée un lien entre les participantes. On ressent une solidarité grandissante dans la salle, une prise de conscience collective que leurs voix, même si elles ont été ignorées jusque-là, méritent d'être entendues et respectées.

Alors que les témoignages se succèdent, une doyenne prend la parole. Son ton est mesuré, mais empreint d'une méfiance palpable. Elle n'a pas encore lu mon livre, mais elle semble déterminée à exprimer ses réserves :
« Faire un enfant seule... Ce n'est pas ce que nous faisons ici. N'est-ce pas un choix égoïste ? Trop féministe, trop européen ? Vous oubliez nos valeurs, nos traditions. Un enfant, c'est une mère et un père. Comment justifier un tel choix ? »

La salle est suspendue à ses mots. Son regard est sérieux, mais derrière sa posture ferme, je perçois une sincérité, un besoin de comprendre. Je prends une profonde inspiration et lui réponds calmement, en choisissant mes mots:
« Merci pour votre question, qui est légitime. Je comprends que mon choix puisse paraître inhabituel, surtout dans un contexte où la maternité est étroitement associée au mariage. Mais laissez-moi vous expliquer. Je n'ai pas fait ce choix à la légère. »

Je la regarde droit dans les yeux, mon ton empreint de douceur mais aussi de conviction :
« J'ai fait ce choix pour lutter contre mon horloge biologique. Comme beaucoup de femmes, je savais que le temps jouait contre moi, et je ne voulais pas renoncer à mon rêve de devenir mère. Je n'avais pas de compagnon à mes côtés, prêt à s'engager dans ce rôle avec moi à ce moment là où mon horloge biologique me narguait. Alors, devais-je attendre indéfiniment, au risque de laisser passer cette chance ? Ou prendre ma vie en main et faire un choix que je

savais pouvoir assumer avec amour et responsabilité ? Je devais donc décorréler les deux projets de vie. »

Je marque une pause, observant les réactions autour de moi. La salle est silencieuse, attentive.

Je poursuis :
« Mon choix n'était pas égoïste. *Il était guidé par l'amour et le désir profond d'accueillir un enfant dans ma vie, de lui offrir un foyer, même sans la présence d'un père. Ce n'était pas un choix contre les traditions, ni contre les hommes d'ailleurs, mais un choix pour la vie, pour l'espoir et la seule réponse adéquate pour lutter contre mon horloge biologique intraitable à 37 ans.* »

La femme me fixe, son regard semblant s'adoucir.

Je termine avec une pointe de douceur et un sourire :
« *Je vous invite à lire mon livre. Vous y trouverez non seulement mon histoire, mais aussi mes réflexions, mes doutes, et mes combats. Peut-être y verrez-vous que, derrière ce choix, il n'y a pas d'égoïsme, mais une immense dose de courage, d'amour pour la maternité et de foi en l'avenir.* »

Un léger murmure traverse la salle, comme un élan d'approbation. La femme, étant une grande écrivaine congolaise également, hoche lentement la tête :
« *Vous avez raison. Je vais lire votre livre. Peut-être ai-je jugé trop vite.* »

Ce moment me rappelle combien il est difficile de défier les normes sociales, mais aussi combien il est important d'expliquer ses choix avec sincérité. Peu à peu, les résistances s'effritent, laissant place à la compréhension et, peut-être, à un début de changement.

Au fil des discussions, l'atmosphère dans la salle oscille entre gravité et fascination. Une participante, visiblement à l'aise dans ce cadre d'échanges libres, se lève pour partager une pratique peu connue mais profondément ancrée dans certaines traditions congolaises.
« Saviez-vous que dans certaines tribus en RDC, lorsque l'homme est infertile, c'est son frère qui prend le relais pour concevoir des enfants avec sa femme ? Cela se fait souvent en secret, mais tout le monde dans la famille le sait. L'objectif est simple : préserver la descendance et éviter la honte de l'infertilité masculine. Cela pourrait s'apparenter à un don de gamète, n'est-ce pas ?»

Un silence intrigué s'installe dans la salle. Certains visages expriment de la surprise, d'autres de l'incrédulité. Ce partage éveille instantanément la curiosité et pousse les participants à réfléchir aux dynamiques sociales et culturelles qui entourent la fertilité.

Mme Yolande Elebe intervient pour recentrer la discussion avec bienveillance :
« Cette pratique, bien qu'ancienne, illustre à quel point la fertilité est au cœur des préoccupations culturelles, mais elle met aussi en lumière le poids immense que les sociétés traditionnelles placent sur les épaules des femmes et des hommes. »

Je saisis l'occasion pour ajouter :

« Ce type de pratique reflète une pression énorme pour "assurer une descendance" à tout prix, parfois au détriment de la volonté ou du bien-être des individus. Cela nous rappelle à quel point il est crucial de sensibiliser aux solutions modernes comme la PMA, qui permettent de répondre à ces enjeux sans recourir à des compromis aussi lourds. »

La salle commence à murmurer, signe que l'exemple a touché une corde sensible. Certaines participantes hochent la tête en signe de compréhension, tandis que d'autres posent des questions pour en savoir plus. Ce moment enrichit le débat, montrant que les traditions, bien que fascinantes, peuvent être repensées pour répondre aux besoins et aspirations des générations actuelles.

De mon côté, je saisis chaque occasion pour partager des extraits de mon livre, expliquer ma démarche, et encourager ces femmes à croire en leurs capacités d'être mère et à briser les tabous.

La modération impeccable de la présidente Yolande permet de maintenir une harmonie dans les échanges, même lorsque les sujets deviennent plus intenses.

La conférence se termine sur une note d'espoir et d'engagement. La présidente de FELCO invite les participantes à poursuivre ces discussions au sein de leurs familles et communautés, tandis que M. Jean Lumbala conclut en insistant sur l'importance de s'éduquer, de s'exprimer et de s'informer sur la fertilité.

Je prends la parole pour remercier chaleureusement Madame Josée Chambu pour son soutien et sa disponibilité pour la salle de conférence, FELCO pour son organisation exemplaire, M. Jean Lumbala pour ses conseils avisés et tous les participants pour leur courage et leur sincérité.

Cette journée n'était pas seulement une discussion autour d'un livre ; c'était une étape importante dans un processus de changement, un pas de plus vers un monde où les femmes peuvent envisager leur avenir sans peur ni jugement.

Après la conférence, un moment que j'attendais avec impatience arrive : la dédicace de mon livre.

Une longue file se forme, et je prends le temps d'échanger quelques mots avec chaque personne qui s'approche et immortalisé par des photos. Les visages sont marqués par l'émotion, certains rayonnent d'espoir, d'autres portent encore les stigmates de doutes et de souffrances.

C'est alors que plusieurs femmes, tout en récupérant leur exemplaire dédicacé, me glissent discrètement :
« J'aimerais beaucoup vous parler seule à seule... J'ai besoin de votre aide. »

Leurs voix sont empreintes de pudeur mais aussi d'une grande sincérité. Je comprends que pour certaines d'entre elles, prendre la parole en public durant la conférence aurait été impossible. Le poids des tabous et la peur du jugement restent encore trop forts.

« *Bien sûr. Vous pouvez m'écrire ou prendre rendez-vous. Je suis là pour vous écouter.* », je réponds.

Ces moments d'échange, à mi-voix, me touchent profondément. Derrière chaque demande, je sens une urgence, un cri silencieux pour briser des chaînes invisibles.

Certains témoignages émergent déjà de ces premières confidences : des récits de douleurs inexprimées, de rêves bridés par des normes culturelles, ou encore de luttes intérieures face à des situations complexes. Je réalise que mon rôle ici dépasse la simple présentation d'un livre. Ces femmes cherchent plus qu'un message d'espoir ; elles ont besoin d'un espace sûr, d'une oreille attentive et de solutions concrètes.

Je quitte l'hôtel Le Balisier à Macampagne avec ces histoires en tête, consciente que leur partage dans mon livre pourra, à son tour, inspirer d'autres femmes et ouvrir encore davantage de dialogues.

Ces témoignages, courageusement confiés, ne sont pas seulement des récits ; ce sont des graines de changement qui, je l'espère, fleuriront au fil du temps.

Quelques jours après la conférence, alors que je

dédicaçais encore quelques exemplaires ou faisais des séances de coaching, je vois revenir la maman doyenne qui avait, lors de la conférence, exprimé des réserves sur mon choix « égoïste, indépendant et européen ». Cette fois, son attitude est différente. Son visage est détendu, souriante, émue, et elle tient mon livre entre ses mains.

Elle s'approche de moi avec une sincérité qui me touche instantanément :
« Je voulais vous voir pour vous dire que j'ai lu votre livre. »

Elle marque une pause, comme pour trouver les mots justes, puis poursuit :
« Et je dois avouer que j'ai été bouleversée. Je comprends maintenant pourquoi vous avez fait ce choix. Ce n'est pas de l'égoïsme. C'est du courage. Ce que vous avez traversé, ce parcours du combattant, est admirable. En tout cas, cela confirme bien qu'il ne faut pas juger un livre à sa couverture ».

Son regard est bienveillant, et je sens dans sa voix une émotion qu'elle tente de contenir. Je lui souris, touchée par ce retournement sincère.

« Merci. Vos mots comptent beaucoup pour moi. C'est exactement ce que j'espérais avec ce livre : ouvrir des discussions, changer des perceptions, et montrer que chaque femme mérite de suivre son propre chemin. »

Elle acquiesce doucement, puis ajoute :
« Vous avez réussi à me faire voir les choses autrement. Je vous félicite pour votre détermination et pour ce message que vous portez.

Beaucoup de femmes devraient lire votre histoire. »

Ce moment, simple mais profond, est un rappel que les résistances peuvent être surmontées, que les cœurs et les esprits peuvent s'ouvrir, même face à des idées qui défient les normes traditionnelles. C'est dans ces petits changements, ces pas vers la compréhension, que réside l'essence de mon travail.

CHAPITRE 17

Foi, Fécondité et Filiation

Je repense souvent à ce moment marquant, lors de la conférence-débat organisée à Kinshasa à l'Hôtel Le Balisier, en Afrique autour de mon premier livre sur la PMA. Je parlais avec le cœur, partageant mon expérience, mes connaissances, mes convictions.

Puis un homme s'est levé, visiblement touché, presque inquiet. Il m'a demandé :
« Madame... Vous n'avez pas peur que l'esprit du donneur vienne hanter l'enfant que vous portez ? »

Il n'y avait ni provocation, ni moquerie. Juste une vraie question, née d'une foi sincère et de traditions spirituelles profondes.

Je l'ai regardé avec douceur. Et, avec une pointe d'humour pour alléger l'émotion, j'ai répondu :
« Je ne savais pas qu'un homme pouvait diviser son esprit et le déposer dans chaque enfant né d'un don... Auquel cas, nous serions tous un peu hantés par nos pères ! »

La salle a souri, mais la question, elle, restait sérieuse. Et c'est là que Jean, le psychologue de notre panel d'invité

présent, a pris la parole avec calme :
« Rappelons-nous l'histoire de Marie, dans la tradition chrétienne. Elle a porté un enfant sans union charnelle, et Joseph, son époux, a accepté de l'aimer et de l'élever comme son fils. C'est une forme d'adoption du cœur, de parentalité choisie et bénie. »

A ce moment, la salle a eu un calme imposée cette phrase.

Ce moment m'a fait réfléchir longtemps. La PMA, lorsqu'elle se conjugue avec une foi sincère, peut ouvrir un dialogue intérieur complexe, parfois douloureux. Ce n'est pas une opposition frontale, mais plutôt un questionnement délicat, souvent silencieux.

Et ces questions sont légitimes.
- Est-ce que je dérange un équilibre voulu par Dieu ?
- Suis-je encore dans un projet de vie aligné avec mes croyances ?
- Jusqu'où la médecine peut-elle m'accompagner sans trahir ma foi ?

Chacun trouvera ses réponses. Pour certains, la foi sera un moteur. Pour d'autres, elle représentera un frein ou un besoin de discernement. Il n'y a ni bonne ni mauvaise posture, seulement des chemins intimes, à respecter profondément.

Les textes religieux, comme les traditions orales, sont

vastes et ouverts à interprétation. Certaines positions officielles sont strictes, d'autres plus nuancées. Mais bien souvent, ce sont les valeurs universelles qui comptent : l'amour, la bienveillance, la responsabilité, la sincérité du projet parental.

Et si Dieu, au fond, ne nous demandait pas la perfection, mais la cohérence intérieure ?

Et si porter un enfant par amour, malgré les épreuves, malgré les doutes, était déjà une forme de prière ?

La PMA peut bousculer nos repères spirituels. C'est vrai. Mais elle peut aussi nous rapprocher de ce qu'il y a de plus profond en nous : notre foi en la vie, en l'amour, en notre capacité à faire le bien.
Il ne s'agit pas de trancher, ni de convaincre. Il s'agit d'écouter, de cheminer, et **d'oser croire que science et foi peuvent cohabiter, quand le cœur reste ouvert.**

Je pense que la médecine peut offrir des moyens. La foi, elle, donne un sens. Les deux peuvent marcher ensemble, si on les laisse dialoguer.

Je ne peux pas parler de mon parcours sans évoquer ma foi. Car sans mes prières, sans mes genoux pliés, sans mes larmes silencieuses confiées à Dieu… je ne serais jamais devenue mère.

Oui, la médecine m'a aidée. Mais **la vie, c'est Dieu qui**

me l'a donnée. Il est le seul à insuffler l'âme, à déposer son souffle dans un corps. **Je crois que les enfants sont ses anges envoyés du ciel**, et que c'est Lui seul qui place l'Esprit Saint dans chacun d'eux à leur naissance, quel que soit le chemin biologique ou médical emprunté.

Je crois en la médecine.
Je crois en l'amour.
Mais par-dessus tout, je crois en Dieu.
Et je suis convaincue qu'il est à l'œuvre, **même dans une salle de transfert embryonnaire, même dans un laboratoire, même dans les bras d'une mère qui pleure de gratitude en tenant enfin son bébé**.

Alors non, je ne crois pas qu'un enfant né d'un don soit "habité ou encore possédé" par un esprit étranger bizarre ou malveillant. Je crois qu'il est habité par l'Amour, envoyé par Dieu, porté par la foi, et accueilli avec responsabilité et tendresse.

La PMA peut poser des questions spirituelles, c'est vrai. Mais elle n'est pas, à mon sens, une rupture avec Dieu. Elle peut être un outil, un chemin, une extension de la grâce. À chacun de discerner, avec respect et introspection.

Chacun trouvera sa propre paix. Et cette paix ne vient ni des médecins ni des statistiques. Elle vient de l'intérieur. De la certitude que ce que l'on fait est juste. Aligné. Porté. Guidé.

Quelques témoignages à méditer :

« Dieu donne la vie, pas les médecins. La science propose, mais c'est Lui qui dispose. » — Ma sœur Alaine, une warrior mum croyante

« J'ai longtemps pensé que Dieu m'avait oubliée. Mais un jour, une amie m'a dit : 'Et si c'était Lui qui m'avait donné ce médecin ?' Cette phrase a changé ma perspective. » — Aïssata, musulmane pratiquante, maman après FIV

« Chez nous, c'est tabou. Mais j'ai décidé de parler avec un rabbin libéral. Il m'a encouragée, en disant que faire naître la vie est une mitsvah. » — Rachel, juive, solo mum

« Le plus beau don qu'un père puisse faire à son enfant, ce n'est pas son ADN, mais sa présence. » — Maurianne , une modératrice de mon groupe facebook, une warrior mum qui soutient les femmes en quête de maternité

« J'ai parlé avec mon pasteur. Il m'a dit : 'La médecine n'est pas contre Dieu, elle est un moyen que Dieu permet'. J'ai enfin ressenti de la paix. »— Émilie, protestante, en parcours de don d'ovocytes

« Que celui qui n'a jamais reçu d'amour hors du sang jette la première pierre. » — Une warrior mum croyante, pleine d'humour et de positivité

« Joseph n'était pas le géniteur. Mais il a été père dans l'acte, dans la tendresse, dans la foi. L'amour n'a pas besoin de preuve ADN. » — Jean Lumbala, psychologue

CHAPITRE 18

Les pratiques ancestrales

Lors d'un échange avec Prisca, une jeune juriste congolaise brillante et passionnée, je découvre une perspective fascinante sur la fertilité en République Démocratique du Congo. Son mémoire de fin d'études universitaires en Droit explore la question de la PMA dans le contexte juridique et culturel congolais. Depuis qu'elle a entendu parler de mon livre « Concevoir en solo : croire en sa capacité d'être mère », Prisca, pleine d'enthousiasme, me harcèle gentiment chaque matin pour savoir quand elle pourra enfin le lire.

Elle vit à Lubumbashi, dans le Katanga, à deux heures et demi de vol de Kinshasa. Cette vaste province du sud du Congo est une terre à la fois majestueuse et pleine de contrastes. Sa terre rouge, généreuse, cache l'un des sous-sols les plus riches du monde, regorgeant de cuivre, de cobalt et d'autres minéraux précieux. C'est un territoire où les histoires de prospérité et de lutte se croisent, où la modernité côtoie les traditions, et où l'esprit résilient des habitants façonne chaque jour de nouvelles opportunités.

Le Katanga, avec ses immenses savanes et ses rivières sinueuses, est un symbole de la grandeur et des défis africains. Lubumbashi, capitale de la province, reflète cette dualité : des immeubles modernes se dressent aux côtés de marchés animés, où les sons et les couleurs traduisent l'effervescence d'une région en plein essor. C'est dans ce cadre unique que Prisca, avec sa soif de connaissances, incarne cette jeunesse ambitieuse et engagée.

Le monde est décidément petit. En discutant avec Prisca, elle me révèle son nom de famille, et soudain, un souvenir enfoui refait surface. Sa mère était ma directrice et maîtresse d'école maternelle et élémentaire à Goma, dans les années 80. Une révélation qui me donne des frissons.
Cette femme dont Prisca a hérité le sourire bienveillant a marqué mon enfance bien au-delà des simples leçons. C'est elle qui m'a donné l'amour de l'école, qui m'a appris mes premières chansons, qui m'a initiée à l'expression artistique à travers le théâtre et qui m'a appris à lire et à écrire. Sans le savoir, elle a semé en moi des graines qui ont fleuri au fil des ans. Elle fait partie de ces femmes qui ont construit les fondations de la femme intellectuelle que je suis aujourd'hui.

Comme elle, il y a ma mère, Joséphine, dont la force et la douceur m'ont guidée. Ma grand-mère, Marie, à qui j'ai rendu hommage dans mon premier livre. Et tant d'autres, dont la présence, les mots, et l'exemple ont façonné mon parcours.
Ces femmes sont mes racines. Elles sont la mémoire vivante qui me rappelle d'où je viens et qui je suis

devenue.

Je crois profondément en la providence. Rien n'arrive par hasard, et la rencontre avec Prisca est une preuve supplémentaire. Depuis 2020, nous échangeons régulièrement sur la fertilité et la PMA en RDC. Elle m'éclaire avec sa vision juridique, mêlant tradition et modernité.

Prisca reçoit mon livre à Lubumbashi dans un colis de Noël soigneusement préparé dans une boutique de mode gérée par Barbara, une femme visionnaire et généreuse. Avec son réseau et son engagement pour les causes féminines, Barbara fait en sorte que mon livre soit distribué à travers tout le pays.

Prisca me renvoie une photo d'elle, mon livre à la main, accompagnée d'un message touchant:
« Coucou ma dada (grande sœur en swahili), j'ai commencé ton livre hier et je viens de le finir ce matin. Bravo ! Tu as osé, et pas de n'importe quelle manière. Ton livre est une expérience profondément ancrée dans tant de vérités et une réalité que les femmes ne réalisent pas encore, surtout celles que j'appelle les 'femmes intellos 2.0'. Mon point de vue juridique peut être discuté, mais sur le plan humain, tout est compréhensible et profondément réel. Je te félicite sincèrement. »

Ce message me touche. Il illustre l'impact de mon travail et l'importance d'ouvrir les yeux sur ces réalités souvent ignorées, même parmi les élites intellectuelles. Prisca, dans ses recherches, m'explique que la loi congolaise sur la PMA n'autorise actuellement qu'une seule technique, l'insémination artificielle, et exclusivement pour les couples mariés. Les femmes célibataires et les couples en concubinage sont de facto exclus.

Mais ce qui me fascine encore plus, c'est l'origine de cette loi. Elle m'explique qu'elle dérive de coutumes ancestrales. Dans certaines régions du Congo, lorsqu'un homme est infertile, son frère aîné ou cadet « prend le relais » pour assurer la descendance avec l'épouse. Ce secret de famille est accepté pour préserver l'honneur et le lignage. À l'inverse, si c'est la femme qui est infertile, c'est parfois sa petite sœur qui porte les enfants pour le couple.

Cette révélation me ramène immédiatement à une intervention poignante d'une participante lors de la conférence-débat à l'hôtel Le Balisier à Kin qui avait soulevé cette même pratique.

Ces révélations me subjuguent. Cette tradition, aussi surprenante soit-elle, soulève une question fascinante : la genèse de la PMA pourrait-elle avoir des racines en Afrique, dans ces pratiques ancestrales de solidarité familiale ? L'idée me plaît énormément. Elle me rappelle que, même si nos coutumes semblent figées, elles contiennent des germes d'adaptabilité et d'innovation qui peuvent éclairer nos chemins vers l'avenir.

Grâce à Prisca et à nos discussions enrichissantes, je découvre une autre facette de la fertilité en RDC, où traditions et modernité se croisent. Son expertise juridique et sa curiosité intellectuelle nourrissent ma réflexion. Ensemble, nous construisons des ponts entre le passé et le futur, entre l'individuel et le collectif, pour mieux comprendre et soutenir ces femmes courageuses en quête de maternité.

Ces pratiques, bien que tenues secrètes pour éviter la honte, reposaient sur une vision collective de la famille, où l'infertilité d'un individu était perçue comme un problème à résoudre au sein du clan. Elles s'inscrivaient dans des sociétés où les croyances spirituelles et les pressions sociales imposaient des solutions pour préserver l'honneur et garantir la descendance.

En explorant davantage, je découvre que des pratiques similaires se retrouvent dans le monde entier.

Le lévirat, présent dans certaines sociétés africaines, est également décrit dans la Bible hébraïque et pratiqué dans l'ancien Israël ou chez les Hittites: un frère devait épouser la veuve de son frère décédé pour assurer une descendance. En Inde ou au Népal, il est parfois permis qu'un homme (si sa femme est infertile) prenne une seconde épouse ou ait des enfants avec une parente proche.

D'autres exemples, comme chez les Inuits, les Polynésiens, ou encore dans la Chine ancienne, montrent que ces solutions s'inscrivaient dans une vision collective et pragmatique de la fertilité. Même dans la Rome antique ou certaines communautés aborigènes d'Australie, des arrangements familiaux étaient trouvés pour pallier l'infertilité, souvent dans une logique de préservation de la lignée.

Ces pratiques, aussi surprenantes qu'elles puissent paraître, révèlent une vérité universelle : l'obsession humaine de perpétuer la lignée face à l'infertilité. Avant que les laboratoires ne prennent le relais avec leurs éprouvettes et leurs microscopes, nos ancêtres faisaient preuve d'une imagination débordante pour assurer la survie du nom de famille.

La fertilité n'était pas qu'une affaire personnelle, c'était une question de prestige, de statut, et même de survie sociale.

Dans ces contextes, où la pression de la procréation pesait plus lourd qu'un sac de manioc sur le dos d'une femme, des solutions collectives étaient mises en place. Certaines traditions étaient pragmatiques, d'autres franchement loufoques, mais toutes témoignaient d'une volonté farouche de "sauver l'honneur".
Bien sûr, beaucoup de ces coutumes ont fini par disparaître (et heureusement !). Avec l'évolution des mentalités et l'arrivée de la procréation médicalement assistée (PMA), on a troqué les cérémonies ésotériques contre des solutions un peu plus… scientifiques.

Et justement, c'est cette bonne nouvelle de la PMA qui m'a conduite à Kinshasa en 2020 : expliquer aux femmes qu'elles ne sont pas seules et qu'elles ont des options autres que de sacrifier une chèvre à la pleine lune. Malgré les défis (culturels, logistiques et parfois même linguistiques), je garde un souvenir vivant, vibrant et parfois même hilarant de mon passage à Kinshasa. Comme quoi, même face aux tabous et aux résistances, il y a toujours de la place pour l'espoir... et un peu d'autodérision.

J'ai été touchée par la résilience et le courage des femmes que j'ai rencontrées, ainsi que par leur soif de comprendre et d'explorer les nouvelles possibilités qu'offrent les technologies modernes.

Ces moments m'ont confirmé que, même face à des difficultés profondes, l'espoir existe. Ensemble, nous pouvons briser les tabous et apporter des changements concrets dans la vie de nombreuses femmes, ouvrant la voie à un avenir où la fertilité n'est plus une source de stigmatisation, mais de nouvelles opportunités et de joie retrouvée.

À mes chères Warriors Mum d'Afrique,

Vos questions, vos doutes, vos silences parfois, je les ai entendus et compris. Lors de nos échanges, j'ai ressenti à quel point l'information autour de la PMA reste encore floue, fragmentée, difficile d'accès.
C'est également pour vous que j'ai conçu le guide qui accompagne ce livre. Il a été pensé comme un outil clair, accessible et

bienveillant, pour vous aider à mieux comprendre :
- les différentes techniques de PMA (FIV, insémination, don de gamètes, vitrification, etc.),
- les maladies qui impactent la fertilité comme l'endométriose, le SOPK, les fibromes, l'insuffisance ovarienne,
- ainsi qu'une méthode concrète pour mieux gérer son parcours, entre phases médicales, émotionnelles et décisions personnelles.

Ce guide de la warrior mum est là pour vous accompagner, pas à pas, dans ce chemin souvent complexe mais profondément humain.

Avec toute ma force de Warrior Mum,
Bijou

Et maintenant ?

Aujourd'hui, nous sommes en 2025, et depuis mon passage à Kinshasa en 2020, tant de choses ont évolué. Ces quelques jours au cœur de la capitale congolaise ont marqué le début d'un lien profond avec de nombreuses femmes et couples, que j'ai eu l'honneur d'accompagner en coaching dans leur parcours de PMA.

Grâce aux réseaux sociaux et à mon site internet, il est désormais très simple de réserver un rendez-vous d'échange gratuit avec moi, en quelques clics. À la suite de cet échange, un accompagnement personnalisé peut être mis en place, en lien avec nos **cliniques partenaires.**

Avec ces partenaires de confiance, nous organisons régulièrement des **journées d'information** et des **webinaires gratuits animés par des spécialistes de la PMA**, notamment des gynécologues et des psychologues. Ces cliniques proposent également **des tarifs réduits**, spécialement négociés pour les Warrior Mum, afin de faciliter l'accès à la PMA, dont le coût reste encore trop souvent un frein.

C'est pour moi une véritable fierté d'avoir obtenu ces réductions. Chaque euro économisé représente une petite victoire dans un parcours qui, lui, est souvent long et éprouvant. J'aurais tant aimé pouvoir bénéficier d'un tel soutien à l'époque où je menais moi-même mes démarches de PMA.

Ces dernières années ont été ponctuées de nombreuses naissances, autant de victoires chèrement acquises grâce aux collaborations avec mes cliniques partenaires. Ensemble, nous avons guidé, rassuré et épaulé des couples hésitants, des mamans solos courageuses et des femmes pleines d'espoir, prêtes à défier les obstacles pour réaliser leur rêve de maternité. Grâce à l'expertise, l'humanité et au dévouement de ces professionnels, des rêves ont pris chair, des berceaux se sont remplis, et des familles ont vu le jour.

Aujourd'hui, je reçois régulièrement des nouvelles de ces familles. Parfois, ce sont des messages remplis de gratitude, d'autres fois, des photos de bébés souriants, symboles éclatants de résilience et de persévérance. Ces petits visages rappellent que, malgré les épreuves, croire en soi, en sa force, et en sa capacité à devenir mère, est une audace qui peut tout changer.

La République Démocratique du Congo occupe une place toute particulière dans mon cœur et dans ma mission. Ce pays, riche de son histoire, de ses combats et de sa force humaine, incarne à mes yeux un immense potentiel. Contribuer, à mon échelle, à sensibiliser, informer et accompagner les femmes congolaises dans leur parcours de maternité est une source de profonde fierté.

Mais mon engagement ne s'arrête pas là. À travers tout le continent africain et le monde entier, je souhaite porter ce message : **le désir d'enfant est universel**. Il dépasse les origines, les religions, les situations matrimoniales ou économiques. Il parle le langage du cœur, celui de l'espoir.

Accompagner les femmes sur ce chemin parfois semé d'embûches, c'est bien plus qu'un rôle : c'est ma mission de vie. Parce qu'aucune femme ne devrait être privée de son rêve de maternité faute d'information ou de moyens.

La Warrior Mum

Force et Résilience face aux défis de la fertilité

La Warrior Mum

La Warrior Mum

Force et Résilience face aux défis de la fertilité

Témoignages pour surmonter les épreuves de la maternité

Les histoires sans frontières

Pourquoi est-il encore si difficile de parler d'infertilité ? Pourquoi la PMA reste-t-elle un sujet murmuré, entouré de tabous et de jugements silencieux ? Alors qu'un couple sur six fait face à ce combat, nous sommes encore nombreuses à devoir justifier nos choix, expliquer nos parcours, parfois même à cacher nos souffrances pour échapper aux remarques ou aux regards pleins de malentendus.

Ces témoignages sont une réponse au silence qui entoure encore trop souvent les parcours de PMA. Ils incarnent une révolte douce, mais puissante, contre l'invisibilisation de ces femmes qui, malgré les épreuves, refusent d'abandonner. Chaque tentative est un acte de courage, chaque larme, le reflet d'un amour profond pour un rêve de maternité qui persiste.

Comment garder espoir après plusieurs échecs ? Où puiser la force quand on se sent incomprise, parfois même par ses proches ?
Ces récits vibrants dévoilent une vérité simple : derrière chaque femme en parcours, se cache une guerrière. Une femme debout, qui choisit la résilience face à la fatalité. Et si, malgré tout, votre miracle était déjà en chemin ?

Depuis plus de neuf ans, j'ai eu l'honneur d'écouter des centaines de femmes venues du monde entier. À travers leurs mots, elles m'ont livré leurs luttes, leurs espoirs, leurs douleurs aussi. Leurs histoires, partagées ici avec pudeur, transcendent les cultures et les statuts. Les prénoms ont été modifiés pour préserver leur anonymat, mais l'authenticité demeure.

Je remercie du fond du cœur celles qui ont accepté de briser le silence. Leurs récits sont bien plus que des confidences : ils forment un cri collectif, une ode au courage face à cette fichue horloge biologique et aux injonctions sociétales.

Que vous soyez un proche, un collègue, un parent ou un ami, ces témoignages sont aussi pour vous. Pour mieux comprendre. Pour mieux soutenir.
Partout dans le monde, le désir d'enfant réunit les femmes dans une même émotion. Si les contextes varient, les sentiments, eux, se rejoignent : attente, doutes, pression sociale, besoin de reconnaissance.

En Afrique, ce sont les traditions qui alourdissent encore l'attente. En Europe, ce sont les contraintes économiques, le rythme effréné, ou encore le dilemme entre carrière et maternité.

Mais partout, le même combat. La même force. Et ce besoin vital de ne pas être seule. À travers ces pages, je rends hommage à toutes celles qui, dans l'ombre ou à visage découvert, avancent malgré tout.
Parce que, quelle que soit l'origine ou le contexte, le courage des warrior Mum parle un langage universel.

La Warrior Mum

Force et Résilience face aux défis de la fertilité

CHAPITRE 19

L'horloge brisée

L'histoire de Claire d'Aix-en-Provence illustre de tas de cas des femme 2.0 que j'accompagne en PMA.

Claire avait toujours cru qu'elle avait le temps. À 37 ans, elle s'était consacrée à sa carrière, avait voyagé, pris le temps de choisir ses partenaires avec soin. Elle n'avait jamais vraiment senti d'urgence à devenir mère. Le désir était là, mais diffus, en arrière-plan de sa vie bien remplie, de toutes les façons, ça arrivera plus tard « le mariage, les enfants etc… ». Jusqu'au jour où il est devenu impossible de l'ignorer.
.
Depuis ses vingt ans, Claire avait des règles terriblement douloureuses. « *C'est normal* », lui répétait-on, « *toutes les femmes passent par-là* », « *tu es juste un peu chochottes* » lui disait ses copines.
Les médecins qu'elle avait consultés au fil des ans se contentaient de lui prescrire des antidouleurs. Jamais personne n'avait parlé d'endométriose.
Jamais elle-même n'avait imaginé que ces douleurs étaient le signe d'un mal plus profond, qui lui volerait un jour son rêve de devenir mère.

Ce n'est qu'à 37 ans, après des années de souffrances et plusieurs tentatives infructueuses de conception, que le diagnostic est tombé. Claire souffrait **d'endométriose**, une maladie qui affectait non seulement ses organes reproducteurs, mais qui avait déjà sérieusement compromis ses chances d'avoir un enfant.

Sa réserve ovarienne, trop faible, réduisait drastiquement les chances de réussite des traitements de PMA.
Elle se souvenait de ce jour comme d'un moment suspendu dans le temps, où son monde s'est rétréci autour de ces deux mots : « *Trop tard* ».

À 37 ans, son corps l'avait trahi. Pire encore, la médecine l'avait trahie. Pendant des années, on lui avait dit que tout allait bien. Des années perdues, où l'endométriose avançait insidieusement, rongeant ses chances de maternité sans qu'elle le sache.

« Pourquoi ne m'a-t-on rien dit plus tôt ? » Cette question la hantait. Claire n'était pas en colère contre son corps, mais contre la médecine qui n'avait pas su voir, qui n'avait pas voulu écouter.

Chaque échec en PMA renforçait ce sentiment d'injustice. Chaque tentative, chaque embryon non projeté, chaque résultat négatif était comme un rappel cruel de cette détection tardive.
« *Si seulement je l'avais su à 30 ans…* », pensait-elle souvent. Peut-être aurait-elle fait d'autres choix.

Peut-être aurait-elle envisagé la congélation des

ovocytes, ou commencé le processus plus tôt. Mais à chaque fois, elle se heurtait à ce mur d'incompréhension de la part du corps médical. À l'époque, ses plaintes avaient été minimisées, et maintenant, c'était son rêve de devenir mère qui en payait le prix.

Les séances de PMA devenaient un marathon épuisant, une course contre une horloge qu'elle ne pouvait plus arrêter. Claire et son mari étaient épuisés, moralement et physiquement. Lui restait optimiste, mais elle sentait son propre optimisme s'éroder après chaque échec. Le processus, censé offrir de l'espoir, devenait une source de frustration, de douleur, de doute. Elle se sentait seule dans cette bataille, malgré l'amour et le soutien de son conjoint.

La dernière tentative, après des mois de traitements hormonaux, avait échoué. *« Désolée, l'embryon n'a pas tenu »*, avait simplement dit l'infirmière, avec cette voix trop douce qui, pour Claire, résonnait comme un coup de poing.

Elle avait souri par politesse, mais à l'intérieur, tout s'effondrait. Une partie d'elle voulait abandonner, jeter l'éponge, crier à l'injustice. Mais une autre partie, plus farouche, refusait de renoncer à ce rêve.

Claire oscillait entre la résignation et la colère. La colère contre ce diagnostic si tardif, contre le temps perdu à cause d'une ignorance médicale, et contre un système qui avait négligé les signes de son corps. Mais elle refusait de se laisser abattre. Si la PMA ne fonctionnait pas, elle envisageait d'autres options, même si elles semblaient encore lointaines, douloureuses à envisager. **L'adoption,** peut-être. Ou la maternité par un autre chemin.

Ce qu'elle savait, c'était qu'elle ne laisserait plus jamais personne lui dire que « tout est normal » sans chercher plus loin. Parce qu'elle savait maintenant que son corps avait crié pendant des années, et qu'elle n'avait pas été entendue. Cette lutte contre l'endométriose et l'infertilité n'était pas seulement une lutte pour devenir mère, mais une lutte pour être écoutée, prise au sérieux, et reconnue dans sa douleur.

Pourquoi l'endométriose, qui touche environ 1 femme sur 10 dans le monde, reste-t-elle si méconnue, si souvent minimisée, voire ignorée ? Pourquoi tant de femmes passent-elles des années, parfois plus d'une décennie, avant d'obtenir un diagnostic clair, subissant entre-temps douleurs chroniques, fatigue extrême et difficultés à concevoir ? Pourquoi cette maladie, pourtant si invalidante, est-elle encore trop souvent réduite à de simples « règles douloureuses » ?

Est-ce parce qu'elle touche la sphère intime et féminine, un sujet encore tabou dans tant de cultures ? Ou parce que la douleur des femmes, dans l'histoire de la médecine, a trop longtemps été banalisée, reléguée à un « c'est dans votre tête » ? Combien de parcours de PMA échouent ou sont retardés faute d'un diagnostic précoce de l'endométriose ? Combien de femmes se battent en silence, sans que leur souffrance soit reconnue à sa juste mesure ?

L'endométriose n'est pas qu'un problème gynécologique, c'est une maladie systémique qui impacte profondément la qualité de vie : la douleur physique, la détresse émotionnelle, la difficulté à concevoir, la peur de ne jamais devenir mère.

Il est temps de briser ce silence. De parler, d'informer, de sensibiliser pour que plus aucune femme ne soit laissée dans l'ombre de cette maladie. La douleur n'est pas normale. Être écoutée, prise en charge, accompagnée est un droit fondamental. L'endométriose mérite toute l'attention qu'elle réclame – pour la santé, le bien-être, et la dignité des femmes.

Le Petit Plus du Coach Bijou Bulindera

Tout comme Claire, vous devez voir une nouvelle perspective sur la parentalité. Parfois malheureusement, la PMA et les méthodes naturelles ne marches pas. Parfois, il faut simplement accepter son infertilité, arrêter de s'acharner sur notre corps, pleurer toutes les larmes de son corps puis se relever pour voir d'autres perspectives.

L'adoption, bien qu'elle ne soit pas un chemin facile, reste une alternative précieuse et profondément humaine à la conception naturelle. Il y a également des associations pour devenir un parrain de cœur pour un enfants (exemple en France l'association parrain par mille).

Ce parcours, souvent jalonné d'attentes administratives, de démarches émotionnellement lourdes, et de défis financiers, demande du temps, de la patience, et une ouverture d'esprit immense.

Mais il offre aussi une possibilité unique : celle de **donner un foyer aimant à un enfant qui en a besoin.**

En tant que coach, je rappelle souvent qu'être parent, c'est bien plus qu'un acte biologique ou de consanguinité. C'est un choix d'amour, un engagement à offrir du soin, de la sécurité, et de la tendresse à un petit ange qui en a besoin.

Cependant, avant d'envisager cette voie ou toute autre, il est essentiel de savoir reconnaître ses limites. Le corps humain, avec sa biologie et ses contraintes, peut parfois dire « non », et il est crucial de l'écouter. S'acharner, repousser les limites de la médecine au point d'épuiser son corps et son esprit, peut transformer un rêve en souffrance. Quand il est trop tard, il faut savoir accepter cette réalité, non pas comme un échec, mais comme une invitation à envisager d'autres chemins.

Conseils pour accepter et avancer :

Se reconnecter à soi-même : *Prenez le temps de faire le point, sans jugement. Écoutez votre corps, vos émotions, et votre intuition. Ce moment d'introspection vous aidera à reconnaître ce qui est encore possible et ce qui ne l'est plus.*

Faire le deuil en douceur : *Accepter que la conception naturelle ne soit plus une option est un processus difficile, mais nécessaire. Autorisez-vous à ressentir de la tristesse, de la colère, ou de la frustration, tout en sachant que ces émotions finiront par s'atténuer.*

Redéfinir la parentalité : *Être parent ne se limite pas à la biologie. Explorez des alternatives comme l'adoption ou le mentorat, parrainage, « tata de cœur », « maman de cœur » ou investissez dans des relations significatives avec les enfants de votre entourage à travers une association, des activités bénévoles et ludiques.*

Se concentrer sur ce que vous pouvez contrôler : *L'acceptation ne signifie pas abandonner tout espoir ou tout projet. Cela signifie rediriger votre énergie vers des objectifs réalisables, qui respectent votre bien-être physique et mental.*

S'entourer d'un soutien bienveillant : *Que ce soit un coach, un thérapeute, ou un groupe de soutien, partagez vos ressentis avec des personnes qui comprennent et respectent votre cheminement.*

Célébrer votre parcours : *Rappelez-vous que votre chemin, aussi difficile soit-il, a été rempli de courage et de résilience. Honorez cette force en vous permettant de trouver la paix et la joie, même dans un futur différent de celui que vous aviez imaginé.*

L'acceptation est un acte de bravoure. *Elle ne signifie pas renoncer à ses rêves, mais leur donner une nouvelle forme. Et* *parfois, les chemins que nous n'avions pas envisagés sont ceux qui nous mènent à des joies insoupçonnées.*

CHAPITRE 20

Le silence du coupable

L'expérience d'Elikya et Patson, ce couple que j'ai rencontré à Kinshasa en 2020, illustre avec force le poids que nos traditions africaines, pourtant belles et riches, peuvent faire peser sur les individus.

Nos traditions, aussi solides qu'ancrées, sont une source de fierté et de transmission. Cependant, elles n'évoluent pas toujours au même rythme que le monde qui nous entoure. En tant que femme 2.0, je choisis d'embrasser ce qu'il y a de meilleur dans nos racines, mais je refuse d'imposer à mes enfants des aspects qui entravent leur épanouissement. Comme mes grands-parents ont évolué pour mes parents, et mes parents pour moi, j'avance en conservant ce qui nourrit l'humanité et le bonheur.

Elikya, dont le prénom signifie « espoir » en lingala, et Patson, un diminutif souvent utilisé pour Patrick, forment, en apparence, un couple jeune et heureux. Elle a 33 ans, lui 35. Mariés depuis cinq ans, ils incarnent l'image parfaite de l'amour. Mais derrière cette façade se cache une douleur silencieuse.

Elikya rêve d'une grande famille. Dans son imaginaire,

le bonheur se traduit par les rires d'enfants, les repas partagés autour d'une grande table, et la chaleur d'un foyer vivant. Mais ce rêve s'étiole face à une réalité cruelle : les années passent, et l'enfant tant espéré ne vient pas.

Au début, leur espoir reste intact. *« Ça viendra, si Dieu est pour nous, qui sera contre nous ? »* dit-elle, pleine de foi. Mais au fil des mois, puis des années, l'angoisse remplace l'espoir. Après une série de tests médicaux, le diagnostic tombe: **Patson est infertile.**

Pour Elikya, cette révélation pourrait être une étape pour chercher des solutions ensemble. Mais Patson, muré dans son silence, refuse d'en parler. Il détourne le regard, laissant Elikya affronter seule les moqueries et les reproches de leur entourage.

Lors des réunions de famille, les remarques blessantes sont monnaie courante. *« C'est elle qui est stérile, c'est sûr. Les femmes de sa lignée ne donnent pas d'enfants. ».* Mais Patson reste silencieux, laissant sa femme porter seule le poids de cette accusation injuste.
À chaque fête, on lui glisse des tisanes « miraculeuses » ou des conseils intrusifs pour l'aider à tomber enceinte. Pendant ce temps, Patson s'éloigne, trouvant refuge dans ses absences et son mutisme.

Un soir, après une énième humiliation, Elikya décide qu'elle ne peut plus continuer ainsi. Elle se met à chercher du soutien, loin de sa famille et de celle de

Patson. C'est alors qu'elle tombe sur un de mes webinaires organisé avec une clinique partenaire, intitulé : **« Les techniques de la PMA pour devenir maman solo ».**

Ce soir-là, une flamme se rallume en elle. Elle me contacte via mon groupe Facebook, partageant avec moi ses doutes et son envie de reprendre le contrôle de sa vie. Quelques mois plus tard, lorsque j'arrive à Kinshasa, j'ai l'occasion de la rencontrer en personne.

Dans nos échanges, je découvre une femme d'une beauté rare, à l'intérieur comme à l'extérieur, et d'une intelligence remarquable. Ensemble, nous établissons une stratégie en trois étapes. D'abord, reconstruire son couple et son lien avec Patson.

Ensuite, explorer la PMA (en solo) mais pour couple, avec l'aide d'un don de gamètes sélectionné pour correspondre au mieux aux phénotypes de son mari.

Enfin, préparer une approche pour gérer les attentes et réactions de leur entourage familial.

Aujourd'hui, grâce à sa résilience, au travail de coaching mis en place et au courage qu'elle a réussi à puiser en elle, Elikya et Patson sont les heureux parents d'une petite fille qu'ils ont appelée *Miracle*. Dans notre culture, les prénoms osés et significatifs sont une façon de célébrer les victoires de la vie.

L'histoire d'Elikya est une inspiration. Elle me rappelle que, malgré les pressions culturelles et les obstacles, chaque femme peut trouver sa propre voix et son propre chemin vers le bonheur. Avec amour, patience, et un peu d'audace, même les rêves les plus difficiles à atteindre peuvent devenir réalité.

Pourquoi, lorsqu'il est question d'infertilité, le regard se braque-t-il systématiquement sur les femmes, comme si nos ovaires détenaient à elles seules la clé de la procréation ? Dès qu'un couple tarde un peu trop à concevoir, l'entourage – médecins compris – se penche d'abord sur *Madame*. Examen gynécologique, bilan hormonal, échographie, hystérosalpingographie (oui, même le mot est barbare), traitements, piqûres… Pendant ce temps, *Monsieur* observe souvent tout cela avec un mélange de compassion et de soulagement, bien à l'abri derrière son unique – et ô combien redoutée – épreuve : le spermogramme.

Mais parlons-en, du spermogramme ! Un simple prélèvement, sans anesthésie, sans douleur, dans un petit cabinet équipé de magazines douteux… et pourtant, il est souvent accueilli comme une attaque en règle contre la virilité. Dans tant de cultures, l'infertilité masculine est un sujet tabou, à peine chuchoté, comme si l'évoquer risquait de provoquer une castration instantanée. Dire à un homme que ses spermatozoïdes ont un problème, c'est un peu comme lui annoncer que son permis de conduire ne sera plus valable.

Impensable !

Parce que oui, dans l'imaginaire collectif, la fertilité est encore associée à la puissance. On valorise la transmission du nom, l'héritage, le lignage… et surtout, on évite soigneusement d'admettre que parfois, la machine masculine peut aussi avoir quelques difficultés. Alors, certains préfèrent se réfugier dans le déni, adoptant un air faussement détendu : « *Mais t'inquiète, ma chérie, ça va marcher, faut juste être patiente* » — sous-entendu, *toi, sois patiente… moi, je vais tranquillement attendre que tu règles ça avec ton corps* .

Et pendant ce temps, qui se retrouve à absorber la pression sociale, les remarques de la belle-famille et les traitements médicaux à rallonge ? Gagné, c'est encore nous. Parce que dans cette grande aventure de la fertilité, nous sommes encore trop souvent celles qui doivent justifier, expliquer, supporter. Pourtant, il est grand temps de rétablir une vérité simple : la fertilité est une responsabilité partagée, et le silence sur l'infertilité masculine ne protège personne, bien au contraire .
Alors, messieurs, si vous lisez ceci (ou si on vous le lit, faute de curiosité sur le sujet), sachez-le : s'interroger sur sa fertilité, ce n'est pas une remise en question de votre virilité. C'est juste une preuve d'intelligence, et ça, croyez-moi, c'est bien plus séduisant que de se cacher derrière le déni !

Ce silence, pesant et injuste, ne fait qu'alourdir la souffrance des couples et ralentir les solutions possibles.

L'infertilité n'est ni une faute ni une faiblesse : « c'est une réalité biologique qui peut toucher autant les hommes que les femmes ». Mais tant qu'elle restera enveloppée de honte, tant que les tests de fertilité masculine seront retardés ou évités, comment espérer briser ce cercle de stigmatisation ?

Il est temps d'ouvrir le dialogue, de normaliser les conversations sur la fertilité masculine et de rappeler que devenir parent est un projet commun, qui ne devrait jamais reposer sur les épaules d'une seule personne. La force d'un couple, d'une communauté, se mesure aussi à sa capacité à affronter ces vérités sans jugement, mais avec empathie et courage. J'invite les hommes, les **« Warrior Dad »** à me contacter également pour se battre pour leur désire de devenir père.

En 2025, l'infertilité masculine est un sujet de plus en plus reconnu et discuté. Selon les statistiques actuelles, environ **15 % des couples dans le monde** connaissent des difficultés à concevoir, et dans près de **50 % des cas**, les facteurs d'infertilité sont liés à l'homme, que ce soit partiellement ou totalement. Les chiffres ne mentent pas. Dans le monde entier et notamment en Afrique, les hommes manquent à l'appel sur ce sujet et cela me désole beaucoup, nous sommes en 2025 et j'espère une vrai et belle prise de conscience des hommes.

Les causes de l'infertilité masculine peuvent être variées, incluant des problèmes de production de gamète (comme un faible nombre de spermatozoïdes ou des spermatozoïdes de mauvaise qualité), des troubles hormonaux, des blocages dans les voies reproductrices ou des facteurs liés au mode de vie (tabagisme, alcool, stress, obésité, etc.).

Grâce aux avancées médicales, l'infertilité masculine peut souvent être contrôlée avec précision, et diverses options sont disponibles pour aider à concevoir, notamment la procréation médicalement assistée (PMA). Notez en plus que le traitement de la PMA masculine est plus rapide et moins contraignant que celle des femmes.

Le plus important est de se rappeler que l'infertilité masculine touche beaucoup plus d'hommes qu'on ne le pense, et qu'il existe des solutions et des traitements pour aider à surmonter ces défis.

Le Petit Plus du Coach Bijou Bulindera

Face à l'infertilité masculine, mon conseil de coach est de reconnaître que cette situation ne définit pas votre valeur en tant qu'homme.

L'infertilité peut être une expérience difficile, suscitant des émotions complexes comme la honte, la frustration ou le sentiment d'impuissance.

Cependant, il est essentiel de comprendre que cela fait partie d'un parcours de vie, et non d'une identité.

Prenez le temps d'accepter ces émotions, sans jugement, et rappelez-vous que la fertilité est un aspect médical, non une question de masculinité ou de capacité.

Cherchez à vous entourer de soutien, que ce soit auprès de votre partenaire, de professionnels de la santé ou d'un coach. Cela vous aidera à aborder la situation avec clarté et à explorer toutes les options possibles.

Enfin, ayez en tête que l'infertilité ne signifie pas la fin du rêve de parentalité. Il existe aujourd'hui plusieurs solutions, que ce soit médicalement ou par d'autres voies. Ce qui compte, c'est de rester ouvert à toutes les possibilités et d'avancer pas à pas, ensemble.

CHAPITRE 21

Une rencontre bouleversante au Salon Wish for a Baby

J'ai rencontré Nathalie, 47 ans, lors du salon Wish for a Baby en 2024, à Paris, où je suis invitée pour donner une conférence intitulée « Reprendre le contrôle : comment le coaching en PMA peut transformer votre parcours vers la parentalité ». Une femme élégante, d'apparence confiante, mais dont le regard trahit une profonde détresse.

Wish for a baby est un salon international sur la parentalité qui se tient une fois par an dans un pays d'Europe. Il réunit des cliniques spécialisées dans la PMA, des coachs en fertilité, des thérapeutes, des doulas… avec des conférences et des consultations pour les personnes dont le projet est de devenir mère en solo ou en couple.

Nathalie, célibataire, et vient de parcourir les stands des différentes cliniques présentes. Elle a discuté avec des médecins, des coordinateurs, et des conseillers. Le verdict est tombé : ses chances de concevoir seule, avec ses propres ovocytes, sont quasiment inexistantes. Ses ovules, fragilisés par l'âge, ne permettent plus de garantir un embryon viable. Selon les cliniques, aux vues de son âge, les chances de tomber enceinte naturellement sont très mince, elle ne pourra envisager une grossesse réussie qu'avec un double don : ovocyte et sperme.

Cette annonce a été un véritable coup de massue pour Nathalie.

Toute la journée, elle erre de stand en stand, espérant une réponse différente, une lueur d'espoir qui viendrait contredire ce qu'on lui a dit. Mais partout, c'est le même discours. Lorsqu'elle se dirige vers moi après ma conférence, ses pas sont hésitants, presque vacillants, comme si elle portait sur ses épaules le poids de toutes ces désillusions accumulées.

Arrivée devant moi, elle tente de parler, mais aucun mot ne sort. Ses yeux s'emplissent de larmes qu'elle ne parvient plus à retenir. D'une voix tremblante, elle finit par lâcher :
— *« J'ai tout fait comme il fallait. J'ai une carrière, une belle vie, mais… Je suis arrivée trop tard. On me dit que c'est fini, que je ne peux plus devenir maman seule. Tout ce qu'il me reste, c'est un bébé qui ne sera pas biologiquement le mien. Et personne n'a fait de test médical. Ils se basent tous sur des statistiques et mon âge. »*
Elle fond en larmes. Son désespoir est palpable, et je ressens toute l'injustice qu'elle porte en elle.

Nathalie n'est pas seulement accablée par la difficulté de concevoir, mais aussi par ce sentiment de culpabilité, de regret. Elle m'avoue :

— « J'ai attendu. J'ai attendu de rencontrer quelqu'un, de vivre une histoire d'amour sincère. J'ai cru que le bon moment arriverait. Et maintenant... On me dit que je suis trop vieille. »

Je l'écoute en silence, laissant ses mots se poser, laissant l'émotion s'exprimer. Je lui tends un mouchoir, puis je lui parle doucement :
— « Nathalie, je sais que c'est un moment difficile. Mais ce n'est pas la fin. Ce que vous ressentez, cette douleur, ce découragement, c'est normal. Vous avez le droit de pleurer, mais je veux aussi que vous sachiez que vous avez encore des options. »

Elle relève les yeux vers moi, un mélange de désespoir et d'espoir naissant dans son regard. Je continue :
— « **Le double don**, c'est une solution, pas une condamnation. Ce n'est pas parce qu'un enfant n'est pas issu de vos ovocytes qu'il ne sera pas profondément le vôtre.
Vous porterez cet enfant, vous le nourrirez de votre amour, de votre force, de votre histoire. La parentalité, ce n'est pas qu'une question de génétique. C'est un acte d'amour. »

Elle m'écoute attentivement, absorbant chaque mot. Entre deux sanglots, elle murmure :
— « Mais est-ce que je peux le faire seule ? Est-ce que j'en suis capable ? »

Je lui prends doucement la main et lui réponds :
— « Oui, vous en êtes capable. Parce que vous êtes ici, aujourd'hui, au milieu de tous ces couples, à chercher des réponses. Parce que malgré tout, vous n'avez pas abandonné. Le parcours ne sera pas facile, mais vous n'avez pas à le faire seule. C'est là que le coaching

peut faire toute la différence : pour retrouver confiance en vous, pour structurer votre parcours et pour vous accompagner à chaque étape. »

Je lui propose de rester en contact, de lui fournir les ressources nécessaires et, surtout, de ne pas prendre de décision dans la précipitation. Ce moment marque une prise de conscience pour Nathalie : **« ce n'est pas la fin de son rêve, mais le début d'un nouveau chemin, plus complexe, mais encore plein de possibilités ».**

Lorsque nous nous séparons, elle n'a pas toutes les réponses, mais son visage a changé. Elle aura besoin de parler plus, alors je lui offre une séance gratuite de coaching à distance. Les larmes ont laissé place à une étincelle d'espoir, ténue mais présente.

Ce jour-là, Nathalie m'a rappelé pourquoi je fais ce métier. Parce qu'accompagner des femmes comme elle, c'est plus qu'un rôle, c'est une mission.

Pourquoi tant de femmes sans enfants continuent-elles de croire, passé 45 ans, qu'une grossesse spontanée est encore possible, malgré les réalités biologiques ? Pourquoi ce sujet est-il si délicat à aborder, entouré de silence ou de fausses promesses ? Est-ce parce que la société, à travers des figures médiatisées de grossesses tardives, entretient l'illusion que tout reste possible, sans parler des traitements médicaux souvent nécessaires dans ces cas-là ?

Pourquoi tant de femmes, face à ce constat, ressentent-elles une telle culpabilité, une telle colère, parfois même un sentiment d'injustice, comme si leur corps les avait trahies ? Et pourquoi le don d'ovocytes, pourtant une alternative porteuse d'espoir, est-il encore perçu comme un abandon de soi, comme si la génétique définissait seule la maternité ?

Il est crucial de rappeler qu'au-delà de 45 ans, les chances de conception naturelle sont extrêmement faibles en raison du vieillissement ovarien. Pourtant, le désir de maternité reste légitime, profond, spontané. Refuser un don d'ovocytes, c'est parfois refuser l'idée que la maternité puisse être vécue autrement, comme si porter un enfant qui ne serait pas issu de ses propres ovules équivalait à perdre son identité de mère.

Mais qu'est-ce qu'être mère, sinon aimer, protéger, transmettre, élever ? Et si le véritable courage résidait dans l'acceptation de cette réalité, dans la capacité à s'ouvrir à d'autres formes de parentalité, qu'il s'agisse du don d'ovocytes, de l'adoption ou même du rôle inspirant de mentor ou de figure maternelle au-delà des liens biologiques ?

Il est temps de libérer la parole sur ce sujet, d'encourager la réflexion, et surtout, d'accompagner ces femmes avec bienveillance, sans jugement, en respectant le rythme de chacune face à cette réalité bouleversante. Le chemin vers la maternité est unique pour chaque femme, et il mérite d'être honoré, quelle que soit la voie choisie.

En effet, après 45 ans, les chances de grossesse naturelle deviennent très faibles, avec moins de 2 % de réussite par cycle. Les traitements de PMA avec les ovocytes de la femme offrent aussi peu d'espoir, avec un taux de naissance vivante inférieur à 5 %.

En revanche, le recours au don d'ovocytes permet de retrouver des taux de succès proches de ceux d'une femme plus jeune, autour de 50 à 60 % par tentative. De nombreuses cliniques refusent d'ailleurs d'effectuer une FIV avec ovocytes propres après 44-45 ans. Malgré les défis, certaines femmes parviennent à concrétiser leur désir de maternité grâce aux avancées médicales et à une prise en charge adaptée.

Age femme	Conception naturelle	FIV avec ovocytes propres	FIV avec don ovocytes
45 ans	~1-2%	~3-5%	~50-60%
46-49 ans	<1%	<2%	~50-60%
50 ans et +	Très rare	Généralement refusée	~50-60%

Le Petit Plus du Coach Bijou Bulindera

Accepter le Double Don et le Vieillissement Ovarien avec Sérénité

Accepter le double don (ovocyte et sperme) ou le don d'ovocytes (quand on est en couple) et reconnaître le vieillissement ovarien n'est jamais une décision facile. C'est souvent un bouleversement émotionnel profond, car cela confronte à des rêves de maternité longtemps idéalisés, à l'image de l'enfant que l'on imaginait porter, un enfant qui nous ressemblerait biologiquement.

Mais en tant que coach, je vous invite à vous poser cette question essentielle : **Qu'est-ce qu'être mère, au-delà des gènes ?**
Être mère, c'est offrir de l'amour, de la sécurité, transmettre des valeurs, éduquer et guider un enfant à travers la vie. L'ADN ne définit pas la capacité à aimer inconditionnellement ni à créer un lien profond et indélébile. Porter un enfant grâce à un double don, c'est choisir d'embrasser une maternité du cœur, du corps et de l'âme, où chaque battement de votre cœur lors de la grossesse résonnera en lui.

Comment avancer vers l'acceptation :

Accueillir ses émotions sans jugement
La tristesse, la colère, la déception... Toutes ces émotions sont légitimes. Il ne s'agit pas de les ignorer, mais de les accueillir avec bienveillance. Prenez le temps de les exprimer, par l'écriture, le dialogue ou l'accompagnement professionnel.

Redéfinir la maternité
Posez-vous cette question puissante : Qu'est-ce qui fait de moi une mère ?
L'amour, la présence, l'éducation, le lien… Vous porterez cet enfant, vous le sentirez grandir, il sera nourri de votre corps, de votre énergie et de votre histoire.

Changer de regard sur la génétique
Un enfant, même conçu par double don, portera en lui bien plus que des traits physiques. Il héritera de vos valeurs, de votre manière de l'aimer, de la façon dont vous lui parlerez du monde. La génétique n'est qu'une fraction de l'héritage que vous laisserez.

Lisez les articles incroyables et assistiez aux conférences sur l'épigénétique, vous m'en direz des nouvelles. Dans « Le guide de la Warrior Mum » qui complète ce livre, vous aurez toutes mes recommandations des livres sur le sujet.

S'entourer de soutien bienveillant
Parlez-en avec des professionnels, des femmes ayant vécu cette expérience, ou intégrez des groupes de soutien. Vous n'êtes pas seule, et entendre d'autres récits peut apaiser, aider à relativiser et inspirer.

Lâcher prise sur le contrôle absolu
Le parcours vers la maternité est imprévisible. Accepter le vieillissement ovarien, le don d'ovocyte ou le double don, c'est aussi accepter que tout ne peut pas être maîtrisé. Et c'est là, dans ce lâcher-prise, que naît parfois la plus belle forme d'amour.

Rappelez-vous : *Vous n'êtes pas définie par vos cellules, mais par l'amour et l'engagement que vous portez en vous. Devenir mère, par don d'ovocytes, double don ou non, adoption, reste un acte d'une immense force et d'un courage profond. Vous méritez d'être fière de ce choix, car il est guidé par l'amour et l'envie sincère de donner la vie.*

La Warrior Mum

Force et Résilience face aux défis de la fertilité

CHAPITRE 22

Yasmine, la future maman solo

Dans le continent africain, la fertilité ou l'infertilité prend des proportions incroyables, bien au-delà des simples enjeux biologiques. C'est une question d'honneur, de descendance, de respect des traditions, ce qui est parfaitement concevable sauf lorsque cela dérive et empiète l'épanouissement de la femme.
J'ai commencé ce projet de second livre en écoutant les confidences des femmes fortes que j'accompagne dans mon groupe *Facebook « Concevoir en solo ou en couple »*.
Ce groupe, devenu un espace privilégié pour des milliers de femmes, est un refuge où elles peuvent partager leurs doutes, leurs peurs, et leurs espoirs face à la maternité.

Parmi elles, il y a Yasmine. Une femme tunisienne brillante, déterminée, mais habitée par une douleur qu'elle porte avec une dignité presque insupportable. Yasmine m'écrit en privé, ses mots résonnent encore en moi, empreints d'une sincérité poignante :
– « Bonjour Bijou, ton livre m'accompagne jour et nuit. Nos vies se ressemblent à bien des égards. Je travaille, je gagne très bien ma vie, et je sais que la PMA coûte très cher en Europe, mais j'ai fait mes économies.

J'habite à Dakar. Je n'ai pas trouvé l'homme de ma vie.

Je n'ai que des histoires chaotiques avec des hommes que je ne vois ni comme père ni comme mari. Ça fait 10 ans que j'aimerais avoir des enfants, et je suis vraiment prête. Je ne souhaite pas faire un enfant avec les maris d'autrui, même si les propositions pleuvent. Mais j'ai peur de ma famille, de mon entourage, je ne sais pas comment me lancer. J'ai besoin que tu m'aides ! »

À travers ses mots, je sens une femme forte, prête à braver l'inconnu, mais encore liée par les chaînes invisibles de son environnement social. Son message me touche profondément, mais ce n'est qu'en relisant ses lignes que je saisis toute la profondeur du mot « ***peur*** » qu'elle a employé.

Elle m'écrit également sur son dernier fiancé. Avec lui, Yasmine pensait enfin avoir trouvé celui qui partagerait sa vie. Il était charmant, respectueux, et semblait sérieux dans son engagement. Pendant des mois, ils avaient construit des projets ensemble, parlé mariage, et imaginé un avenir à deux. Mais un jour, par hasard, Yasmine apprend une vérité déchirante : cet homme, son fiancé, était également fiancé à une autre femme dans une autre ville.

— « Bijou, j'étais anéantie. Je lui ai demandé des explications, mais il a simplement minimisé la situation. Il m'a dit que, dans notre culture, un homme peut avoir plusieurs relations et que ce n'était pas grave. Mon cœur s'est brisé. Je me suis sentie trahie, humiliée. J'ai mis fin à notre relation, mais cette expérience m'a laissée avec une profonde méfiance envers les hommes. »

Cette histoire, marquée par la douleur et la désillusion, a renforcé sa conviction qu'elle devait prendre sa vie en main. Elle ne voulait plus attendre l'homme idéal, ni laisser les normes sociales dicter son bonheur.

Comme à mon habitude, je lui réponds :
– « Ce groupe est privé, nous sommes plus de 3 500 femmes ici : célibataires ou mariées, mères en devenir ou déjà maman, toutes des Warrior Mum. Nous soutenons toutes les femmes qui cherchent à devenir mères. Tu as ta place parmi nous. N'hésite pas à exprimer tes peurs, tes doutes… Aucune question n'est idiote, la seule erreur serait de ne jamais la poser. Les filles sont bienveillantes, tu verras, on se booste mutuellement… À très bientôt ! ».

Mais Yasmine, dans une réponse désarmante d'honnêteté, dévoile toute l'étendue de son conflit intérieur :
– « Je ne peux pas m'étaler comme ça sur Facebook, même si c'est un groupe privé. Il y a peut-être d'autres Tunisiennes ici ; voire même des gens de ma famille qui pourraient me voir. Tu n'imagines pas le scandale ! Déjà que je suis vue comme la rebelle de la famille parce que je n'accepte pas les inégalités !
Non, non, je veux que tu me dises combien de temps durent les traitements, si je peux les faire en cachette entre deux missions en Europe, comment jongler avec la logistique, etc. Je suis décidée, **mais j'ai peur,** je me

sens hors la loi. Mais le code, c'est ma famille qui l'a dicté ! »

« *La loi, le code, c'est ma famille qui l'a écrit.* » Ces mots résonnent en moi comme un cri, celui d'une femme prisonnière d'un héritage qu'elle n'a pas choisi.

Je prends le temps de lui répondre, compatissante:
— « Ah Yasmine, je comprends. Tu te sens prisonnière de la tradition, n'est-ce pas ? »

— « Ouiiii, exactement ! C'est très compliqué. S'il te plaît, aide-moi », ajoute-t-elle.

Yasmine incarne tant de femmes africaines, fortes, brillantes, prêtes à affronter des montagnes, mais qui, face à la fertilité, doivent encore naviguer entre les attentes de leur famille, leurs expériences amoureuses décevantes, et leurs propres aspirations.

En Yasmine, je vois une Warrior Mum en devenir. Une femme qui, malgré la peur, refuse de renoncer à son rêve de maternité. Je sais que son chemin sera semé d'embûches, mais je sens aussi qu'avec un soutien adéquat, elle y parviendra.

Des messages comme celui de Yasmine, j'en reçois énormément. Ils viennent de toute l'Afrique, du Maghreb inclus. Chaque femme porte en elle une histoire unique, souvent marquée par le poids des traditions, le regard de la société, et le courage de vouloir briser les tabous.

Pourquoi le choix de concevoir seule suscite-t-il tant de jugements et d'incompréhensions dans certaines cultures africaines voire même en Europe? Pourquoi, lorsqu'une femme décide de devenir mère sans conjoint, est-elle souvent perçue comme égoïste, rebelle ou en rupture avec les traditions, les normes sociétales ?

Est-ce parce que, dans de nombreuses sociétés africaines, la maternité est intrinsèquement liée au mariage et à la structure familiale élargie, où l'enfant appartient symboliquement à toute la communauté ? Ou est-ce parce que l'homme est encore souvent considéré comme le pilier de la transmission du nom, du statut et de l'héritage, rendant l'absence de père inconcevable ?

Pourquoi la valeur d'une femme est-elle encore trop souvent associée à sa capacité à « fonder un foyer » sous un modèle patriarcal ? Et pourquoi la fertilité féminine, lorsqu'elle s'exprime hors du cadre marital, est-elle perçue comme un acte de défiance, plutôt qu'un choix personnel légitime ?

Est-ce par peur que cette indépendance remette en question des structures établies, où la femme est censée dépendre d'un homme pour accomplir son rôle maternel? Ou par crainte que les enfants nés de cette décision soient marginalisés, stigmatisés ?

Pourtant, est-il juste de condamner une femme prête à

offrir amour, sécurité et éducation à un enfant, simplement parce qu'elle n'a pas trouvé le compagnon idéal ou refuse de subir des compromis affectifs toxiques pour elle?
Il est temps de questionner ces croyances profondément ancrées.

Les études montrent que les enfants conçus par des mères solos, via PMA, ne présentent pas plus de troubles psychologiques, d'échecs scolaires ou de difficultés relationnelles que ceux élevés dans des familles traditionnelles. Ce qui compte avant tout, selon les chercheurs, ce n'est pas la structure familiale, mais la qualité du lien, la stabilité affective et l'environnement éducatif dans lequel l'enfant grandit. Les enfants de mères solos par choix grandissent donc avec autant d'équilibre, de sécurité et d'amour que les autres. À ceux qui invoquent le "droit de l'enfant à un père", rappelons que la littérature scientifique n'établit aucun lien direct entre la présence d'un père biologique et le bien-être émotionnel ou le développement cognitif, dès lors que l'enfant bénéficie d'un entourage aimant et cohérent. La science le confirme : être une « famille différente » ne veut pas dire être une « famille défaillante ».

La maternité est un choix personnel, un acte de courage et d'amour. Concevoir en solo ne devrait pas être perçu comme une rébellion contre les traditions, mais comme une affirmation de la liberté individuelle et une lutte aux contraintes biologiques. Être mère, qu'on soit seule ou en couple, c'est avant tout offrir le meilleur de soi.

Ces récits, comme celui de Yasmine, sont une preuve que le désir de maternité transcende les frontières et les cultures. Mais ils rappellent aussi combien il reste à faire pour créer des espaces où ces femmes puissent s'épanouir sans crainte, et construire leur avenir sans se sentir « hors la loi » dans leur propre famille.
Ayant écrit mon premier livre sur ce sujet, ma propre expérience est une fondation pour lutter contre ces croyances limitantes.

C'est ainsi qu'on a travaillé par étape sur les peurs de Yasmine afin qu'elle se lance dans la PMA solo. Elle a pris son vol pour une prise en charge par une de mes clinique partenaires en Espagne et j'attends bientôt la bonne nouvelle, l'aboutissement de son parcours du combattant.

Ci-dessous quelques idées pour les futures mamans solo.

Le Petit Plus du Coach Bijou Bulindera

La peur est une émotion naturelle qui survient lorsque nous faisons face à l'inconnu ou à des défis. Mon conseil de coach est de ne pas fuir la peur, mais de l'affronter en la décomposant.

Lorsque vous ressentez la peur, prenez un moment pour l'observer : de quoi avez-vous vraiment peur ? Quelle est la pire chose qui pourrait arriver ? Souvent, en nommant nos peurs et en les analysant, elles perdent de leur pouvoir.

Transformez votre peur en alliée : voyez-la comme un signe que vous êtes en train de sortir de votre zone de confort, là où se trouvent les véritables opportunités de croissance. Rappelez-vous que le courage n'est pas l'absence de peur, mais la capacité d'agir malgré elle.

Faites de petits pas, un à la fois, et célébrez chaque avancée. C'est en osant faire face à vos peurs que vous découvrirez votre véritable force.

Transformer la peur de concevoir en solo en force intérieure

La peur de concevoir seule est naturelle. Elle peut être alimentée par des doutes (vais-je y arriver seule ?), des jugements (que vont penser les autres ?), ou des inquiétudes financières et organisationnelles. Mais chaque peur peut être déconstruite et remplacée par une force intérieure.

Identifie et accueille ta peur
- *Note précisément ce qui te fait peur. Est-ce la solitude ? L'aspect financier ? Le regard des autres ? L'épuisement ?*
- *Autorise-toi à ressentir cette peur sans la juger. Elle est là pour t'alerter, mais elle ne doit pas te bloquer.*

Remplace la peur par des croyances aidantes
- *Au lieu de : "Je vais être seule face à tout."*
- *Dis-toi : "Je suis capable de créer un réseau de soutien autour de moi."*

Action : *Fais-toi une liste des personnes et des ressources sur* lesquelles tu peux compter (amis, coach, groupes de soutien, aide extérieure…).

- Au lieu de : "Et si je n'y arrivais pas ?"
- Dis-toi : "Chaque défi a une solution, et je trouverai toujours un moyen."

Action : Regarde les témoignages de mamans solos inspirantes et fais-toi accompagner pour structurer ton projet. Lis mon récit sur mon parcours en solo dans le livre **« Concevoir en solo : Croire en sa capacité d'être mère »**

Visualise-toi en maman solo épanouie
- Ferme les yeux et imagine-toi dans un an, tenant ton bébé dans les bras. Ressens la joie, l'amour et la fierté d'avoir fait ce choix.
- Chaque fois que la peur revient, reconnecte-toi à cette vision positive.

Passe à l'action avec confiance
- Établis un plan : PMA, organisation, budget, entourage.
- Célèbre chaque petit pas
- Entoure-toi de femmes qui ont fait ce choix et qui te soutiennent.

Rappelle-toi : Tu n'es pas seule. Tu es en train de créer une famille à ton image, avec force et courage. Ta maternité n'a pas besoin de correspondre aux normes traditionnelles pour être belle et épanouissante.

Pour compléter votre lecture, n'hésitez pas à lire mon livre « Concevoir en solo : croire en sa capacité d'être mère » Ed. BOD

CHAPITRE 23

Prisonnière de son propre corps

L'histoire de Sophie m'a énormément brisé le cœur tant je me suis sentie impuissante.

Sophie est une Bruxelloise qui me suit sur Facebook depuis 2022. Elle a décidé de m'écrire et nous avons commencé à échanger sur ses confidences avant que je l'accompagne en coaching à proprement parler.

Sophie savait depuis longtemps qu'il y avait quelque chose qui n'allait pas. Depuis son adolescence, ses règles étaient irrégulières, douloureuses et imprévisibles. On lui avait souvent dit que c'était normal, que chaque femme avait des cycles différents. « Ne t'inquiète pas, ça va se réguler avec le temps », disaient les médecins. Mais le temps passait, et rien ne s'améliorait. Chaque mois était un nouveau casse-tête, avec l'espoir que son corps fonctionne enfin comme il le devrait.

À 29 ans, après avoir essayé en vain de tomber enceinte pendant près de deux ans, Sophie a enfin obtenu un diagnostic : **syndrome des ovaires polykystiques.**

Le SOPK est un trouble hormonal courant qui perturbe l'ovulation et peut rendre la grossesse plus difficile. Il touche environ **1 femme sur 10** en âge de procréer. Il s'agit de l'une des premières causes d'infertilité féminine. Il peut entraîner des symptômes comme des cycles irréguliers, de l'acné, une pilosité excessive, chute de cheveu, une prise de poids et des ovaires augmentés de volume (avec de multiples petits follicules), mais une prise en charge adaptée permet souvent d'en atténuer les effets.

Cette nouvelle avait été à la fois un soulagement et un coup de massue sur la tête. Soulagement, parce qu'elle avait enfin un nom pour expliquer toutes ces années d'irrégularités, de frustration et d'inquiétude. Mais c'était aussi un coup dur, parce que ce diagnostic venait avec une réalité difficile à accepter : ses chances de concevoir naturellement étaient considérablement réduites.

Le médecin lui avait expliqué que ses ovaires ne libéraient pas d'ovules régulièrement, et que cela compliquait beaucoup les choses. Elle se souvint de ce moment où elle avait senti son corps la trahir, comme si quelque chose d'aussi fondamental que la reproduction lui était refusée. Son mari, Marc, l'avait réconfortée, lui promettant qu'ils trouveraient une solution ensemble. Mais derrière ses mots rassurants, Sophie sentait son propre désarroi grandir.

La première tentative de PMA avait été un tourbillon d'espoir et de stress. Les piqûres d'hormones, les examens constants, les consultations médicales s'étaient enchaînés. Sophie s'était préparée, pensant que la science finirait par fournir ce que son corps refusait de faire naturellement.

Mais après des semaines de traitement, l'échec est arrivé, brutal et sans explication. « Nous n'avons pas pu récupérer suffisamment d'ovocytes », avait dit le médecin avec un regard plein de compassion, mais pour Sophie, ces mots étaient comme une gifle.

« Pourquoi moi ? » pensait-elle sans cesse. Ses amies tombaient enceintes sans effort, postant des photos de leurs ventres arrondis sur les réseaux sociaux, tandis qu'elle luttait en silence. Chaque nouvel échec en PMA était une déchirure. Chaque cycle sans ovulation, une douleur supplémentaire. Elle se sentait prise au piège dans un corps qui ne répondait pas, qui la trahissait à chaque étape du processus.

Avec le SOPK, les montagnes russes hormonales étaient constantes. Les espoirs naissaient puis s'effondraient, à la merci des traitements médicaux.

Les médecins ajustaient les doses, essayaient de nouvelles approches, mais rien ne semblait fonctionner comme prévu. Sophie s'était mise à détester les mots « potentiel d'amélioration », « patience », et surtout, « prochaine tentative ».

Un jour, après une nouvelle déception, elle explosa. « Je n'en peux plus ! » lança-t-elle à Marc.

« Pourquoi est-ce si difficile pour moi ? Pourquoi personne ne m'avait dit plus tôt que ce syndrome pouvait rendre la maternité si compliquée ? »

Elle en voulait à son corps, à la médecine qui ne l'avait pas prévenu plus tôt, et même à la vie, qui semblait si injuste. Le SOPK n'était pas seulement une question de règles irrégulières ou de traitement médical. C'était une prison invisible dans laquelle elle se sentait enfermée, incapable de contrôler son propre corps.

Marc, toujours présent, essayait de l'encourager, mais Sophie voyait bien qu'il souffrait aussi. Ce projet de devenir parents, qui devait être une aventure joyeuse, était devenu une épreuve. Et même s'ils ne le disaient pas à voix haute, l'ombre de la culpabilité planait au-dessus d'eux. Sophie se sentait coupable de ne pas pouvoir offrir à Marc cet enfant qu'ils désiraient tant.

La dernière consultation, pourtant, leur avait donné une lueur d'espoir. Le médecin leur avait proposé de tenter une nouvelle méthode, avec une approche plus adaptée à son SOPK. Et cette fois-ci, Sophie abordait la situation avec une distance émotionnelle. Elle ne voulait plus s'accrocher à cet espoir pour finir encore brisée. Mais au fond d'elle, elle savait qu'elle continuerait à se battre. Parce que malgré la douleur, malgré les échecs répétés, le désir de devenir mère n'avait jamais faibli.

Et même si elle se sentait souvent prisonnière de son propre corps, Sophie savait qu'elle trouverait un chemin.

Ce ne serait peut-être pas celui qu'elle avait imaginé, mais elle refusait de renoncer à ce rêve.

Pendant deux ans, ils ont affronté les montagnes russes émotionnelles et physiques du parcours de la PMA, avec un **Syndrome des Ovaires Polykystiques (SOPK)**, ce trouble hormonal souvent lié à l'infertilité.
Pour Sophie, chaque cycle était une épreuve, un mélange d'espoir et de déception. Le SOPK compliquait l'ovulation, et chaque tentative semblait être un combat contre son propre corps.

Malgré des traitements hormonaux éprouvants, des rendez-vous médicaux interminables et des échecs répétés, ils ont refusé d'abandonner.

Ce qui a fait la différence dans leur histoire ? **La persévérance.**
Sophie et Marc ont choisi de rester soudés, de ne pas laisser les résultats médicaux définir leur avenir. Ensemble, ils ont ajusté leurs protocoles, essayé différentes approches, et surtout, cultivé une force mentale impressionnante. Ils ont appris à écouter leur corps, à poser les bonnes questions et à demander du soutien, à la fois médical et émotionnel.

Et puis, un jour, après des mois de traitements ajustés et un parcours marqué par la résilience, le test de grossesse tant attendu s'est révélé positif. Un mélange d'incrédulité, de joie immense et de soulagement a envahi leur cœur.

Sophie et Marc, ce couple uni par un amour profond et le rêve commun de fonder une famille, ont traversé un long chemin semé d'embûches avant d'accueillir enfin leur bébé tant désiré.

Aujourd'hui, leur bébé est là, symbole de leur combat et de l'amour inébranlable qui les a portés à travers cette tempête. Leur histoire est une puissante leçon : **ne jamais perdre espoir, même lorsque le chemin semble insurmontable.**

Le Petit Plus du Coach Bijou Bulindera

Pour toutes les femmes et les couples confrontés au SOPK, Sophie et Marc rappellent que la patience et la détermination peuvent faire toute la différence. Parfois, la clé du succès réside simplement dans le fait de continuer à croire, à essayer, et à avancer, pas à pas.

CHAPITRE 24

L'ignorance: un danger silencieux

Par l'intermédiaire d'une ancienne amie de la Fac à Paris I, je fais la connaissance de Gladys.

Gladys, 32 ans, est une femme accomplie. Diplômée d'un BAC+5, elle occupe un poste de cadre chez EcoBank à Douala au Cameroun, une carrière brillante qu'elle a construite avec rigueur et détermination. Depuis ses 22 ans, elle est fiancée à l'homme qu'elle aime, et juste après l'obtention de sa licence, ils se sont mariés, concrétisant ainsi un rêve de longue date. Elle a coché toutes les cases : de bonnes études, un mariage solide, un travail prestigieux. Elle incarne ce que beaucoup considère comme une réussite.

Mais derrière cette façade parfaite, Gladys porte en elle une douleur silencieuse. Intellectuelle avertie, elle maîtrise son corps comme un livre ouvert. Elle connaît son cycle menstruel dans les moindres détails. Elle sait, en observant simplement son humeur, sa peau ou son reflet dans le miroir, à quel moment précis elle se trouve dans son cycle. "Je suis en pleine ovulation", pense-t-elle souvent, ou "mes règles arriveront dans trois jours". Elle maîtrise son anatomie avec une précision déconcertante, comme si tout dans sa vie devait être sous contrôle.

Mais ce contrôle s'effrite dans le domaine le plus intime de son existence. Depuis huit longues années de mariage, malgré tous leurs efforts, Gladys n'a jamais réussi à tomber enceinte. Chaque mois, c'est la même attente, la même déception, la même question lancinante : "Pourquoi moi ?" Elle et son mari ont tout essayé, sans résultat.

Sous cette carapace de femme forte, Gladys porte une blessure cachée. À 23 ans, bien avant de se marier, elle a vécu un moment difficile, **un avortement** qui, à l'époque, lui semblait la seule issue possible. Elle a mis ce souvenir dans la partie de son cerveau que j'appellerai « le déni » et elle l'a emballé dans une couverture que j'appellerai « croyance limitante », et pour comprendrez pourquoi.

Depuis ses 23 ans, le souvenir de cette décision la hante, un fantôme qui lui murmure à l'oreille chaque fois que ses règles reviennent : "Est-ce que c'est ma faute ? Est-ce que cela a tout changé ?" Ces pensées l'assaillant en silence, un poids dont elle n'ose parler à personne, même pas à son mari. En Afrique, la fertilité est un sujet tabou, une question trop souvent ramenée à la femme, tandis que l'homme, lui, échappe aux interrogations. Gladys se retrouve seule avec ses doutes et ses douleurs.

Chaque fois qu'elle retourne voir sa famille ou ses amis, elle doit faire face aux questions : "Alors, c'est pour quand les enfants ?" Ils ne savent pas que chaque question est une blessure supplémentaire, un rappel cruel de ce qu'elle ne peut offrir.

Les salutations, les murmures derrière son dos, les attentes sociales pèsent de plus en plus lourd. Même au sein de son couple, le silence sur ce sujet est devenu un mur infranchissable. Son mari l'aime, mais l'évite parfois, comme s'il préférait ne pas affronter cette réalité. Et elle, dans le secret de sa chambre, laisse couler des larmes que personne ne voit.

En Afrique, le cas de Gladys reste tabou. La fertilité ou l'infertilité est souvent perçue comme une affaire de femmes, et elles portent seules ce fardeau invisible.

En Afrique, il existe une croyance tenace selon laquelle les femmes ayant subi un avortement dans leur jeunesse auraient des difficultés à concevoir plus tard dans leur vie de couple. Ce préjugé entraîne une chaîne de déductions qui peut rapidement devenir dévastatrice :
Si tu ne tombes pas enceinte dans ton mariage, c'est sûrement parce que tu caches un lourd secret : un avortement avant le mariage. Si tu as avorté avant de te marier, cela signifie que tu as eu des rapports sexuels avant le mariage. Si tu as eu des rapports sexuels avant le mariage, cela veut dire que tu étais considérée comme une fille facile. Si tu étais une fille facile, c'est que tes parents ne t'ont pas bien éduqué. Vous voyez où cela mène ?

Cette chaîne de déductions absurdes et injustes a des

conséquences désastreuses. Si le cadre familial est remis en question, toute la communauté en parle. Les commérages s'enflamment, et rapidement, les rumeurs atteignent les oreilles des rivales, des jalouses et des « gossip girls » du quartier. La tempête se lève.

Non seulement toi, mais aussi tes sœurs, injustement associées à cette image de « fille facile », risquant de voir leurs fiançailles rompues ou leurs mariages annulés, tout cela à cause d'un doute infondé qui plane sur ta réputation. Tes parents, eux, vivent dans la honte. En silence, ils se demandent même si la fois où tu as été hospitalisée pour un paludisme n'était pas en réalité un stratagème pour dissimuler un avortement, orchestré en secret avec la complicité du médecin.

Ce mécanisme cruel de rumeurs et de jugements précipités brise les familles, détruit les réputations, et renforce un cercle vicieux de honte et de silence. Ce qui peut générer le déni, au point où Gladys aussi intellectuelle qu'elle soit, n'a pas laissé son esprit s'ouvrir à la connaissance de l'impact de son avortement clinique quand elle avait 23 ans. Elle croit la théorie que l'avortement génère l'infertilité, une croyance limitante qui lui pourrit la vie depuis une bonne dizaine d'années.

Mais dans quelle époque vivons-nous vraiment ? Comment en sommes-nous arrivés à ce type d'analyse aussi absurde? À qui cette rumeur pourrait-elle bien profiter?

Et pourquoi, en Afrique, la vie d'une femme semble-t-elle commencer seulement à partir du moment où elle obtient ce statut de « mariée » ? Comme si elle ne pouvait pas se réaliser par elle-même, sans le sceau du mariage.

Voilà où réside le véritable problème : le regard des autres. Ce que les autres pensent, ce que la société murmure dans ton dos. Avant toute autre chose, ce qui prime, c'est l'opinion des autres. Ton bonheur semble y être directement lié.

Et aujourd'hui, à l'ère numérique, où l'image de la "vie parfaite" est devenue une vitrine, il est impensable que cette façade soit entachée. Chaque photo de cette existence soi-disant fabuleuse, cette "fab-life", doit rester impeccable.

En discutant avec ce charmant couple, Gladys et John, je leur ai révélé une nouvelle à la fois surprenante et délicieuse.

Contrairement à ce qu'ils pensaient, ils ne sont pas un couple stérile. Ils n'avaient tout simplement jamais entrepris toutes les démarches médicales nécessaires pour comprendre pourquoi cela ne fonctionnait pas naturellement.

Malgré leur niveau intellectuel élevé, ils avaient, à tort, assimilé la PMA (Procréation Médicalement Assistée) à une solution réservée exclusivement aux couples lesbiens, la désinformation liée au tabou des traditions.

Pour eux, la PMA ne représentait donc pas une option envisageable. Ignorants du fait qu'elle pouvait aussi leur offrir une chance, ils étaient restés prisonniers de cette idée fausse, nourrie par des préjugés et un manque d'information.

La croyance selon laquelle un avortement antérieur pourrait entraîner des difficultés à concevoir l'avenir est courante, mais elle n'est pas soutenue par des preuves médicales solides dans la majorité des cas.

La plupart des recherches montrent que les avortements médicaux et chirurgicaux, lorsqu'ils sont réalisés de manière sûre et appropriée, n'affectent pas la fertilité future.

Cependant, il peut y avoir des exceptions, notamment si l'avortement a entraîné des complications telles qu'une infection sévère, des cicatrices utérines (syndrome d'Asherman) ou des lésions des organes reproducteurs.
Ces complications sont rares, surtout avec les méthodes médicales modernes pratiquées dans des conditions médicales appropriées.

En effet, certaines complications peuvent survenir si l'avortement n'est pas effectué dans des conditions médicales sécurisées, notamment dans des environnements non hygiéniques ou par des praticiens non qualifiés, ce qui peut provoquer des infections ou des lésions à l'utérus. Ces complications pourraient, dans de rares cas, avoir un impact sur la fertilité.

Pour Gladys et John, un bilan de fertilité auprès d'une clinique spécialisée en PMA s'impose comme une étape incontournable. Ce bilan permettra de mieux comprendre leur situation, d'identifier les éventuelles causes de leurs difficultés à concevoir, et de leur proposer les solutions adaptées.

Dans mon livre qui complète celui-ci, intitulé « Le guide de la Warrior Mum : Les techniques de PMA : », je détaille les prérequis nécessaires pour se lancer dans un parcours de PMA. Vous y trouverez des informations claires et accessibles sur les démarches à suivre, les bilans indispensables, et les aspects médicaux, psychologiques, pratiques à anticiper ainsi que toutes les techniques médicales qui existent pour concevoir votre bébé.

Mon objectif à travers ce guide est de démystifier la PMA et d'offrir un accompagnement étape par étape pour toutes celles et ceux qui envisagent ce chemin, qu'ils soient en couple ou en solo. La PMA, bien que souvent perçue comme complexe et intimidante, peut devenir une opportunité pleine d'espoir lorsqu'elle est bien comprise et bien préparée.

Le Petit Plus du Coach Bijou Bulindera

Le regard des autres peut parfois sembler lourd à porter, mais il est important de se rappeler que la perception que les autres ont de nous ne définissent pas notre valeur. Ce que les autres pensent est souvent un reflet de leurs propres insécurités ou attentes, et non une vérité absolue.

Mon conseil est de cultiver une relation forte avec vous-même, basée sur vos propres valeurs, aspirations et convictions. Apprenez à vous valider par vous-même, sans chercher cette approbation à l'extérieur. Lorsque vous vous rapprochez de qui vous êtes vraiment, le regard des autres perd de son pouvoir, et vous vous libérez pour vivre pleinement et authentiquement.

Donc, je vous recommanderai de vous recentrer sur ce qui compte vraiment pour vous et laissez les opinions extérieures glisser comme de l'eau sur une feuille.

Les croyances limitantes sont ces petites voix intérieures qui nous freinent, nous empêchent d'avancer et sabotent nos ambitions. Elles prennent souvent la forme de pensées comme "je ne suis pas assez compétent(e)", "je n'ai pas de chance", "je ne réussirai jamais" ou encore "c'est trop tard pour moi".

En fertilité, les croyances limitantes sont particulièrement puissantes, car elles sont souvent nourries par l'expérience, la société et le regard des autres. Elles peuvent générer du stress, de la culpabilité et impacter négativement ton parcours de PMA.

Conseil de coach** : **Transforme tes croyances limitantes en pensées aidantes
Voici quelques croyances limitantes courantes et comment les reformuler pour retrouver confiance et sérénité :

Croyance limitante : "Je suis trop âgée pour tomber enceinte."
Nouvelle croyance : *"Mon corps est unique, et il existe des solutions adaptées à mon parcours."*
Action : *Concentre-toi sur ce que tu peux contrôler (alimentation, bien-être, suivi médical adapté).*

Croyance limitante : "Si ça ne marche pas naturellement, c'est que je ne suis pas faite pour être mère."
Nouvelle croyance : *"Il existe de nombreuses façons de devenir mère, et la médecine est là pour m'aider."*
Action : *Élargis ta vision de la maternité en t'informant sur toutes les options (PMA, don d'ovocytes, adoption…).*

Croyance limitante : "Mon corps ne fonctionne pas bien, c'est de ma faute."
Nouvelle croyance : *"Je fais de mon mieux avec les ressources dont je dispose, et je prends soin de moi."*
Action : *Pratique des exercices de gratitude envers ton corps (méditation, respiration, affirmation positive).*

Croyance limitante : "Les autres y arrivent facilement, pourquoi pas moi ?"
Nouvelle croyance : *"Mon chemin est unique, et chaque parcours est différent."*

Action : *Évite la comparaison et recentre-toi sur ton propre bien-être.*

Astuce de coach : *Écris tes croyances limitantes et remplace-les par des croyances aidantes. Répète-les chaque jour comme un mantra pour reprogrammer ton esprit et alléger ton parcours.*

CHAPITRE 25

Un rêve de maternité entre Amour et Renoncement

L'histoire qui suit, est une histoire qu'on me rencontre de plus en plus dans ce monde moderne et individualiste. Quand j'ai lancé un débat à ce sujet sur mon groupe Facebook, j'ai eu tellement de réactions et de témoignes que j'ai résumé toutes ces femmes en « Louisa » et ces hommes individualistes et indécis, en « Damien ».

Louisa, 39 ans, vit à Paris. Elle est en couple depuis quatre ans avec Damien, 39 ans, un homme attentionné, aimant et profondément ancré dans sa vie de père de deux enfants issus de son précédent mariage. Dès leur rencontre, Louisa s'était projetée : un amour mature, équilibré, et l'espoir, enfin, de fonder une famille ensemble.

Mais avec le temps, ce sujet est devenu une source de tension silencieuse entre eux : l'enfant qu'elle désirait tant. Louisa ressent cet appel inné à la maternité, un rêve qu'elle n'a jamais osé abandonner. Pourtant, Damien, déjà papa, n'éprouve plus le besoin de recommencer. Il l'aime sincèrement, mais pour lui, cette page de la paternité est tournée.

— « J'ai déjà deux enfants. J'ai donné le meilleur de moi comme père et je ne me vois pas repartir dans les couches, les nuits blanches, tout ça. Mais je t'aime et je veux que tu sois heureuse. »
Des mots doux, mais tranchants, un paradoxe douloureux : il ne veut pas d'autres enfants, mais ne veut pas non plus la perdre.

Déchirée entre son amour pour lui et ce désir puissant de devenir mère, Louisa est envahie par des émotions contradictoires. Un jour, il lui propose, sincèrement mais maladroitement :
— « Si c'est si important pour toi, je te soutiendrai dans un projet de PMA solo. Je comprends, mais je ne peux pas être celui qui t'offrira cet enfant. »

Ce soutien, bien qu'honnête, la laisse bouleversée. Elle oscille entre la gratitude et l'incompréhension. Comment envisager un enfant toute seule alors qu'elle est en couple ? Est-ce une preuve d'amour ou un signe qu'il ne partage pas vraiment ses rêves ?

— « Si je fais cet enfant seule, est-ce que cela va nous éloigner ? Est-ce que notre couple peut survivre à un tel choix ? Et comment expliquer à cet enfant qu'il a grandi sans père alors que je suis en couple avec un homme ? »

Les questionnements l'assaillent, la culpabilité aussi. Louisa se sent égoïste de vouloir un enfant à tout prix, mais en même temps, une petite voix intérieure lui murmure que ce désir est légitime, vital même.

Elle consulte des cliniques, s'informe, mais chaque rendez-vous médical la renvoie à cette douleur intérieure. *« Pourquoi lui ne veut-il plus d'enfants alors que moi, je me sens prête à tout donner ? »* Louisa sait qu'elle devra prendre une décision. Soit renoncer à ce projet, soit accepter de concevoir en solo tout en restant avec Damien, au risque que leur dynamique de couple change drastiquement.

— *« Est-ce qu'on peut aimer quelqu'un profondément, tout en suivant un chemin de parentalité individuelle ? Est-ce que l'amour suffit quand les rêves ne s'alignent plus ? »*

Aujourd'hui, Louisa n'a pas encore toutes les réponses. Mais elle a compris une chose essentielle : son désir de maternité ne fait pas d'elle une femme égoïste. C'est une partie fondamentale de son identité, et elle mérite d'être écoutée.

Ce chemin n'est pas encore défini, mais elle avance, doucement, guidée par l'amour, le respect et la quête d'un équilibre entre son couple et son rêve de devenir mère.

Pourquoi certains hommes, comme Damien, refusent-ils de redonner la vie alors qu'ils ont déjà des enfants ? Est-ce par fatigue, par peur de revivre les contraintes de la petite enfance, ou parce qu'ils estiment avoir déjà accompli leur rôle de père ? Est-ce un acte de sagesse, de protection de leur équilibre personnel, ou une forme d'égoïsme déguisé sous le voile du réalisme ?

Et quand cet homme soutient pourtant le désir de maternité de sa partenaire, jusqu'à l'encourager à concevoir seule, est-ce un véritable acte d'amour ou une manière subtile de se dégager de toute responsabilité sans perdre le lien affectif ? Peut-on vraiment aimer profondément quelqu'un tout en refusant de partager un projet de vie aussi fondamental ?

Mais au-delà de l'intention, comment envisage-t-il concrètement cette situation au quotidien ? Compte-t-il s'impliquer dans l'éducation de cet enfant, être présent lors des moments clés ? Ou restera-t-il en retrait, spectateur d'une maternité qu'il n'aura pas souhaitée ? Cet enfant le verra-t-il comme une figure paternelle, un repère stable, ou comme l'homme qui partage simplement la vie de sa mère et qui n'est pas un socle, qui pourrait disparaitre?

Et la mère, elle ? Comment pourra-t-elle gérer cet équilibre émotionnel délicat ? Construire une relation de couple tout en assumant seule les responsabilités et les décisions liées à cet enfant ? Quelle place le conjoint prendra-t-il réellement : sera-t-il un soutien affectif, un partenaire parental, ou un simple observateur ?

Et surtout, que ressentira cet enfant en grandissant ? Peut-il s'épanouir pleinement dans un cadre où l'amour est partagé mais les rôles flous ? Ne risque-t-il pas, un jour, de poser des questions difficiles : *« Pourquoi cet homme n'est-il pas mon père ? Pourquoi ne voulait-il pas de moi ? ».*

Ces questions, complexes et profondément humaines, méritent d'être posées avec bienveillance. Elles reflètent les dilemmes modernes autour de la parentalité et du couple, où l'amour seul ne suffit parfois plus à combler des aspirations de vie divergentes.

Il est peut-être temps de redéfinir ce que signifie vraiment « fonder une famille » et d'accepter qu'il n'existe pas qu'une seule réponse, mais que l'honnêteté, l'engagement et la clarté sont essentiels pour le bien-être de tous. Et surtout prioriser le bonheur de l'enfant qui sera au milieu de ce flou artistique. Surtout, la chère Louisa, es-tu obligée d'accepter tout ?

Le Petit Plus du Coach Bijou Bulindera

A ce sujet, je reste perplexe mais voici mon questionnement pour donner un angle de réflexion à mes warriors Mum dans cette situation: **« est-ce un refus sincère ou une option de porte de sortie déguisée que se donne Damien? »**

Quand un homme refuse d'avoir un enfant tout en soutenant sa partenaire dans un projet de maternité solo, est-il réellement sincère ou se laisse-t-il subtilement une porte de sortie ?

Cette posture ambivalente, qui semble à la fois compréhensive et détachée, soulève des interrogations profondes : Refuser un projet de parentalité commune, tout en maintenant la relation, est-ce une manière d'éviter l'inévitable ?

Cache-t-il le désir inconscient de ne pas assumer une rupture, laissant le temps et les circonstances fragiliser le couple à petit feu ? par lâcheté ?

Peut-être préfère-t-il éviter de prononcer les mots douloureux d'une séparation, espérant que les différences finiront par creuser un fossé naturel entre eux, sans avoir à porter la responsabilité d'une décision claire. Ou bien est-ce un signe d'indécision ? Un homme qui aime sincèrement, mais qui oscille entre le désir de préserver le lien affectif et la peur de s'engager dans une nouvelle paternité ?

Son soutien apparent pourrait-il être un moyen de rester en retrait, sans avoir à s'impliquer pleinement dans ce futur, ni dans la rupture, ni dans la charge qu'incombe élever un enfant, ni dans la construction de cette famille ?
Et s'il espérait secrètement que le projet de PMA solo échoue, ou que sa compagne finisse par renoncer, par amour ou par lassitude, à son rêve de maternité ?

Ce genre de position peut aussi refléter un conflit interne profond : celui d'un homme partagé entre ses valeurs, son histoire personnelle et ses émotions actuelles.

Mais peut-on maintenir un couple sur des aspirations de vie si opposées, où l'un poursuit un rêve de parentalité pendant que l'autre s'en désengage, même avec bienveillance ? Et l'enfant dans tout cela ?

À quel moment devient-il essentiel pour la femme de s'interroger sur ce qu'elle accepte vraiment ?

Peut-elle continuer à avancer dans son projet sans ressentir, au fond, un abandon progressif de la part de son partenaire ?

La question demeure : **aimer, c'est aussi avoir le courage de choisir.** *Et parfois,* **le plus grand acte d'amour, c'est d'être honnête,** *même si cela signifie se séparer de ceux que l'on aime pour ne pas briser leurs aspirations profondes.*

Cependant, je fais un petit clin d'œil à ces Hommes d'Exception : Des Trésors Rares et Précieux

Dans un monde où la maternité solo est encore mal comprise, il existe des hommes rares et précieux qui, au lieu de juger, choisissent d'aimer. Des hommes qui croisent la route d'une femme en parcours PMA solo et qui, non seulement, la soutiennent, mais vont encore plus loin : ils lui offrent leur présence, leur amour et, parfois, un rôle de père.

Ces hommes sont des trésors.

Ils comprennent que la maternité solo n'est pas un rejet de la paternité, mais un acte de courage et de détermination. Ils voient la force de cette femme, son parcours semé d'embûches, ses doutes et ses espoirs. Et au lieu de fuir, ils restent. Mieux encore, ils s'impliquent.

- Ils la soutiennent sans la faire douter.
- Ils embrassent son histoire au lieu de la remettre en question.
- Ils choisissent de devenir une figure protectrice et bienveillante pour cet enfant à venir.

Ce sont des hommes de cœur, des hommes qui comprennent que la *famille ne se résume pas à un schéma unique, mais qu'elle se construit avant tout sur l'amour, le respect et la volonté d'être là. Si tu as la chance de croiser un tel homme sur ton chemin, sache qu'il est une pépite précieuse.*

CHAPITRE 26

Le combat silencieux des femmes à la recherche d'un don qui leur ressemble

Elles s'appellent Mei, Aïcha et Fatou. Trois femmes, trois parcours, mais un même désir : devenir mères. Ce qui les relie, au-delà de leur histoire personnelle, c'est cette souffrance intime, souvent tue, liée à leurs origines culturelles et à l'injustice silencieuse qu'elles affrontent dans leur parcours de PMA.

Mei, d'origine asiatique, est née et a grandi en France. Après plusieurs tentatives infructueuses de PMA, le verdict est tombé : insuffisance ovarienne sévère. Un don d'ovocytes est désormais nécessaire pour envisager une grossesse. Mais lorsqu'elle s'est tournée vers les cliniques spécialisées, une nouvelle douleur a émergé : *« Nous n'avons pas d'ovocytes de donneuses asiatiques disponibles ».*

De l'autre côté, Fatou, d'origine africaine, fait face au même mur. Après des années à tenter de concevoir naturellement, elle s'est résolue à explorer la PMA avec don d'ovocytes. Mais là encore, les banques de gamètes lui opposent une dure réalité : *« Les dons provenant de femmes d'origine subsaharienne sont extrêmement rares ».*

Puis il y a Aïcha, d'origine maghrébine, mariée et

désireuse de devenir mère après un parcours d'infertilité long et douloureux. Pour elle aussi, la quête d'un don d'ovocytes est une épreuve. Elle me confie, la voix tremblante :

— « Je veux que mon enfant nous ressemble un minimum. Que je puisse retrouver dans ses traits quelque chose de mon histoire, de ma culture. Mais on me propose uniquement des profils très éloignés des miens. Et mon mari n'assumera jamais d'être père d'un enfant aux traits non maghrébins. Que faire ? »

Dans toutes les communautés, le don d'ovocytes reste un sujet tabou, profondément ancré dans des croyances culturelles et spirituelles. Donner ses ovocytes est parfois perçu comme un acte qui violerait l'intimité du corps ou la transmission de la lignée familiale.

Et du côté de la receveuse du don d'ovocytes, on craint que l'enfant né de ce don ne soit pas considéré comme « pleinement légitime » dans certaines cultures, où la filiation biologique est sacrée.

Cette rareté crée une double douleur pour Mei, Fatou et Aïcha : non seulement elles doivent affronter le deuil de ne pas concevoir avec leurs propres ovocytes, mais elles se heurtent aussi à l'impossibilité de trouver un don qui respecte leur héritage culturel et leurs traits familiaux.

— « Je sais que l'amour n'est pas une question de génétique », dit Fatou, les yeux embués de larmes. *« Mais quand je pense à mon enfant, j'imagine son sourire, la couleur de sa peau, la texture de ses cheveux… Un mélange de moi, de ma culture. Pourquoi*

devrais-je renoncer à cette part de moi » ?
Cette quête d'identité est légitime. Pour ces femmes, il ne s'agit pas d'un simple caprice, mais d'un besoin profond de transmission. Elles veulent pouvoir raconter à leur enfant d'où il vient, avec fierté et authenticité, sans avoir à expliquer pourquoi son apparence diffère tant des leurs.

Mei, Fatou et Aïcha ressentent un sentiment d'injustice : pourquoi certaines populations donnent-elles si peu ? Pourquoi le poids du silence culturel pèse-t-il autant sur leur désir de maternité ?

— *« On me dit d'accepter un don d'ovocytes européen, de dépasser la question des origines »*, confie Mei. *« Mais est-ce si difficile à comprendre ? Ce n'est pas une question de rejet, c'est un besoin profond de lien, de filiation. Quand je retournerai en Chine, comment devrais-je expliqué tout ceci à mes grands-parents »* ?

Le Petit Plus du Coach Bijou Bulindera

Ce témoignage croisé soulève une réalité : les banques de gamètes devraient refléter la diversité du monde. Il ne s'agit pas seulement de biologie, mais de reconnaissance des identités et des parcours de vie.

Pour que des femmes comme Mei, Fatou et Aïcha puissent avancer sereinement vers la maternité, il est essentiel de briser les tabous culturels et de sensibiliser davantage à l'importance du don de gamètes, quelle que soit l'origine. Car au fond, offrir la possibilité à une femme de porter un enfant qui lui ressemble, c'est aussi honorer son histoire, ses racines et l'amour qu'elle souhaite transmettre.

Chère lectrice,

Je vous appel à faire un don d'espoir.

Offrez la Vie à une Femme en Attente de Maternité

Imaginez... Une femme, peut-être comme vous, votre sœur, votre amie ou une proche, qui rêve de devenir mère. Elle a tout essayé, espéré, prié... mais son corps ne lui permet pas d'avoir un enfant naturellement. Pour elle, l'attente est douloureuse, les traitements sont éprouvants, et l'espoir s'amenuise à chaque cycle qui passe. Dans nos communautés asiatiques, maghrébines et africaines, le don d'ovocytes reste rare. Trop rare. Pourtant, tant de femmes d'origine asiatique, maghrébine ou africaine attendent un don compatible, un don qui pourrait leur permettre de donner la vie.

- **Et si vous pouviez être celle qui change tout ?**
Le don d'ovocytes, c'est un acte d'amour, un geste de solidarité, un cadeau inestimable. En donnant un peu de vous, vous permettez à une femme en détresse de porter la vie, de devenir mère, de fonder une famille.

Pourquoi donner ?

Parce que trop de femmes d'origine asiatique, maghrébine et africaine souffrent en silence d'infertilité et peinent à trouver des donneuses compatibles.

Parce qu'avec un simple geste, vous pouvez transformer une vie et semer du bonheur autour de vous.

Parce que la maternité ne devrait pas être un privilège, mais une possibilité pour toutes celles qui en rêvent.

Qui peut donner ?

Si vous avez entre 18 et 37 ans, êtes en bonne santé et souhaitez faire un geste inoubliable, vous pouvez devenir donneuse d'ovocytes. Ce don est encadré médicalement et n'a aucun impact sur votre fertilité future.

Vous avez le pouvoir de faire une différence. Osez offrir la vie.

Pour en savoir plus sur le don d'ovocytes et comment aider, contactez un centre de don près de chez vous ou visitez ou contactez une des cliniques partenaires à mon nom sur mes réseaux sociaux. Partagez ce message. Sensibilisez. Mobilisez-vous. **Parce que derrière chaque ovocyte donné, il y a une vie qui peut naître.**

Ce parcours, personne ne l'a choisi. Mais vous avez choisi de vous battre, et ça a, c'est la définition même d'une **Warrior Mum** .
À travers ces témoignages, une chose est claire : **vous n'êtes pas seule.** Quel que soit votre parcours, vos

doutes, vos montagnes de piqûres et vos prises de tête parfois existentielles, d'autres femmes, aux quatre coins du monde, vivent la même tempête émotionnelle que vous. Et pourtant, elles avancent. Comme vous. Comme nous toutes.

Alors, que faut-il retenir ?
- **Qu'il n'y a pas de parcours parfait, juste le vôtre.** On fait comme on peut, avec ce qu'on a, et c'est déjà énorme.
- **Que vous êtes plus forte que vous ne le pensez.** Si vous avez survécu à la paperasse des cliniques, aux hormones en folie et aux remarques "bienveillantes" de votre entourage, c'est que vous avez déjà une sacrée résilience !
- **Que l'espoir est toujours là, sous une forme ou une autre.** Peu importe l'issue, vous trouverez votre chemin, votre façon d'être maman... ou de réinventer votre bonheur autrement.
- **Que L'humour sauve des vies (et des nerfs).** Parce qu'entre les piqûres, les rendez-vous médicaux et l'attente insoutenable, il vaut mieux parfois rire que pleurer (ou faire les deux en même temps, ça marche aussi).

La PMA, c'est un combat, oui. Mais c'est aussi une aventure où l'on apprend sur soi, sur la patience (beaucoup trop, d'ailleurs) et sur la force incroyable qui sommeille en nous.
Alors, à toutes les Warrior Mum en devenir :

accrochez-vous, entourez-vous des bonnes personnes, et surtout, gardez votre sens de l'humour. **Parce qu'au final, ce parcours est une preuve d'amour immense, et ça, ça vaut toutes les injections du monde.**

Alors continuez à avancer, à croire, à rêver et à vous entourer de celles qui comprennent ce que vous vivez. Parce qu'être une Warrior Mum, ce n'est pas juste un combat. C'est un état d'esprit.

La Warrior Mum

Force et Résilience face aux défis de la fertilité

La Warrior Mum

La Warrior Mum

Force et Résilience face aux défis de la fertilité

Reprendre le contrôle de son parcours **PMA**, apprivoiser chaque étape pour avancer sereinement

La Warrior Mum

Force et Résilience face aux défis de la fertilité

Comme je l'ai toujours dit en début de séance de coaching : **« Mon approche est simple, je vais vous montrer comment reprendre le contrôle de votre parcours PMA, au lieu de laisser la PMA dicter votre vie »**

Parce que, soyons honnêtes, ce parcours peut vite devenir une prison mentale. Avant même de commencer, certaines femmes se mettent une pression monumentale :

- *« Devrais-je déménager avant, avoir une chambre en plus ? »*
- *« Faut-il que je change de voiture pour une plus familiale ? »*
- *« Et si je refusais cette promotion, au cas où la charge de travail impacte ma fertilité ? »*
- *« Dois-je arrêter de voyager et mettre ma vie entre parenthèses pour maximiser mes chances ? »*
- *« quel sport faire ou ne pas faire »*
- *« dois-je en parler ou ne pas en parler, à qui ? quand ? comment ? »*

Et voilà comment, avant même la première injection, la PMA devient un bulldozer qui écrase tout sur son passage. Petit à petit, elle prend toute la place, elle dicte chaque décision, chaque mouvement. On cesse de vivre dans le présent pour anticiper, contrôler, et essayer de tout prévoir. Mais la vérité, c'est que vous ne pouvez pas tout maîtriser – et c'est précisément ce qui rend cette aventure si difficile.

Et puis, parfois, malgré tout, l'échec arrive. Un test négatif. Une fausse couche. Un cycle annulé. Et là, c'est un mur qui s'effondre d'un coup. Parce que si, en plus de tout ce que vous avez investi émotionnellement, vous avez aussi sacrifié votre carrière, mis en suspens vos voyages, dépensé pour changer de mode de vie, alors l'échec devient un gouffre encore plus vertigineux.

Vous allez apprendre à prendre le control de votre vie. Car oui, vous avez le droit d'avoir peur, de douter, de pleurer. Mais vous avez aussi les moyens de ne pas laisser cette peur dicter votre parcours.

Le parcours PMA a cette fâcheuse tendance à nous happer dans un tourbillon d'émotions incontrôlables. À force d'attendre, d'espérer, de calculer chaque cycle et de subir les montagnes russes hormonales, on finit par se sentir totalement **dépouillée de tout contrôle** . Comme si notre vie était en suspens, rythmée par des protocoles médicaux et l'incertitude du lendemain. Et pour ne rien arranger, autour de nous, tout le monde semble tomber enceinte sans effort , nous laissant tiraillées entre tristesse, incompréhension et parfois même jalousie (oui, c'est humain !).

Mais même si nous ne pouvons pas forcer un résultat , nous pouvons choisir comment nous vivons ce parcours . **C'est là qu'intervient la méthode des 3P : Pause, Protection, Priorité** . Une approche qui permet de reprendre son souffle, de préserver son équilibre émotionnel et de remettre ses propres besoins

au centre de tout.
Parce que non, la PMA ne doit pas nous voler qui nous sommes.

Dans ce chapitre, nous allons voir comment apprivoiser nos peurs face à l'incertitude , gérer nos blessures profondes , affronter les échecs sans se perdre et se protéger des jugements extérieurs . Parce qu'être une Warrior Mum , ce n'est pas seulement se battre, c'est aussi savoir prendre soin de soi pour mieux avancer.
Parce que vous êtes bien plus qu'un parcours médical.

La Warrior Mum

Force et Résilience face aux défis de la fertilité

CHAPITRE 27

Ma Méthode des 3P
Pause, Protection, Priorité

En traversant ma PMA en solo, j'ai vite compris que cette épreuve ne se limitait pas aux traitements médicaux. Le plus dur, c'est ce que l'on ressent à l'intérieur. L'attente interminable, les échecs à digérer, la pression sociale et ces regards qui, parfois, en disent long... Tout cela peut vite devenir un poids insoutenable.

Face à ces montagnes russes émotionnelles, j'ai dû **trouver un moyen de me protéger** pour ne pas m'effondrer. C'est ainsi qu'est née **ma méthode des 3P : Pause, Protection, Priorité** . Un véritable **bouclier mental** qui m'a permis de reprendre le contrôle sur mon bien-être, de me préserver des jugements extérieurs et de traverser ce parcours avec plus de sérénité.

Aujourd'hui, je vous partage cette méthode qui m'a aidée à **tenir bon malgré les tempêtes** et à avancer sans me perdre. Parce que si la PMA est une épreuve, **on peut apprendre à l'appréhender plutôt que de la subir.**

Dans un parcours aussi intime et éprouvant que celui de la PMA, ou même dans la réflexion sur la maternité, il est crucial de reprendre le contrôle sur votre récit et de vous créer un espace émotionnel sûr. La méthode des **3P** peut vous aider à naviguer dans ces situations avec sérénité et force :

P comme Pause : Se recentrer sur soi-même

La première étape consiste à prendre une pause mentale et émotionnelle pour vous reconnecter à ce que vous ressentez, à ce que vous voulez vraiment.

Lorsque les remarques ou les jugements de l'entourage deviennent oppressants, pesez-vous cette question :

- *« Est-ce que cette opinion extérieure sert mon bien-être ou alimente mon stress ? »*
- *« Cette opinion m'apporte-t-elle du réconfort ou alourdit-elle mon esprit ? »*
- *« Est-ce que ces paroles me soutiennent vraiment ou ajoutent-elles une pression dont je n'ai pas besoin ? »*
- *« Ce que l'on me dit en ce moment m'aide-t-il à avancer avec sérénité, ou est-ce que cela nourrit mes doutes ? »*
- *« Cette réflexion me permet-elle de me sentir mieux ou m'angoisse-t-elle davantage ? »*
- *« Ai-je envie de garder cette opinion avec moi, ou est-il préférable de la laisser passer sans m'y accrocher ? »*
- *« Ce que j'entends me fait-il du bien ou me plonge-t-il dans l'inquiétude ? »*
- *« Est-ce que cette remarque m'élève ou me pèse ? »*
- *« Cette parole m'aide-t-elle à me sentir en paix, ou m'éloigne-*

t-elle de mon équilibre intérieur ? »
- « Est-ce que cette opinion me permet d'être plus confiante ou m'ajoute-t-elle une pression inutile ? »
- « Suis-je en train d'intégrer une réflexion constructive ou de me charger d'un stress qui ne m'appartient pas?»

Prenez le temps de respirer profondément et de vous rappeler que personne ne peut vivre cette expérience à votre place. Ce moment de recentrage est une barrière protectrice face aux agressions émotionnelles.

P comme Protection : Établir des limites claires

Vous avez le droit de fixer des limites avec votre entourage. Ces limites ne sont pas un acte de rejet, mais une manière de protéger votre équilibre émotionnel.

Voici quelques phrases simples et assertives que vous pouvez utiliser :
- « Je sais que tu veux m'aider et je t'en remercie, mais en ce moment, j'ai surtout besoin de temps et de douceur pour traverser cette épreuve à mon rythme. »
- « J'apprécie ton intention et ton soutien, mais pour l'instant, ce dont j'ai le plus besoin, c'est juste qu'on me laisse ressentir ce que je ressens, sans chercher à me consoler. »
- « Je sais que tu veux bien faire, et ça me touche, mais en ce moment, j'ai juste besoin d'un peu de calme et de présence. »
- « Merci d'être là, ça compte beaucoup pour moi. Pour l'instant, j'ai juste besoin qu'on respecte mon silence et mes émotions, sans essayer de trouver de solution. »
- « Je suis reconnaissante de ton soutien, et je sais que c'est

difficile pour toi aussi. Mais en ce moment, j'ai besoin qu'on me laisse un peu d'espace pour accueillir ce que je traverse. »
- « J'entends ce que tu dis, et je sais que c'est plein de bonnes intentions, mais aujourd'hui, j'ai juste besoin qu'on m'écoute sans chercher à alléger ma peine. »
- « Ton soutien m'est précieux, et je suis contente que tu sois là. Pour le moment, j'aimerais juste qu'on évite d'en parler, pour me permettre de souffler un peu. »
- « Ce que je traverse est encore très frais, et j'ai besoin de me laisser du temps avant d'en parler. Mais savoir que tu es là pour moi me réconforte. »
- « Je sais que tu veux me rassurer, et je t'en remercie. Pour l'instant, la meilleure chose que tu puisses faire pour moi, c'est juste d'être là, sans chercher les mots parfaits. »
- « Ce n'est pas que je ne veux pas en parler, c'est juste que pour l'instant, ça me coûte encore trop. J'ai juste besoin d'un peu de temps, mais je sais que tu es là, et ça me fait du bien. »

Il est important de poser ces limites avec calme, sans culpabilité. Vos émotions et vos choix sont légitimes, et ceux qui vous aiment doivent apprendre à respecter ces barrières.

P comme Priorité : Reprendre le contrôle sur vos choix

Rappelez-vous que votre parcours, qu'il mène ou non à la maternité, est avant tout un chemin personnel.

Posez vos propres priorités :
- « Qu'est-ce qui est essentiel pour moi en ce moment, au-delà des attentes des autres ? »
- « De quoi ai-je réellement besoin pour avancer sereinement dans cette étape de ma vie ? »
- « Où est-ce que je veux placer mon énergie aujourd'hui, et qu'est-ce qui mérite vraiment mon attention ? »
- « Quels sont mes véritables besoins aujourd'hui : plus de douceur, plus de clarté ou simplement un instant pour respirer ? »
- « En cette période, qu'est-ce qui nourrit mon bien-être et me permet d'être en accord avec moi-même ? »
- « Ai-je besoin d'une pause, d'un moment d'échange, ou juste du droit de ne rien décider tout de suite ? »
- « Comment puis-je honorer mes besoins réels aujourd'hui, sans culpabilité ni pression ? »
- « Suis-je en train de répondre à mes propres attentes, ou à celles que l'on projette sur moi ? »
- « Qu'est-ce qui m'apporterait du réconfort aujourd'hui : du silence, un câlin, une discussion sincère ? »
- « Et si je me demandais simplement : qu'est-ce qui me ferait du bien, là, maintenant ? »

Accordez-vous la liberté de vivre à votre rythme, en fonction de vos propres aspirations, et non des attentes des autres.

Vous avez déjà en vous la force nécessaire pour traverser ce chemin, qu'il soit semé d'embûches ou d'incertitudes. Ce que je vous invite à faire, c'est de vous donner la permission d'être imparfaite, d'être vulnérable, mais aussi d'être fière de chaque pas que vous faites.

Les pressions extérieures ne définiront jamais votre valeur. Prenez soin de votre espace mental et avancez avec confiance, car c'est votre histoire, et vous seule avez le droit de l'écrire.
Cette méthode est simple et facile à appliquer sans prise de tête, on retrouve sa paix intérieure doucement et on recharge son énergie positive.

Rappelez-vous de **la méthode des 3P** les warriors mum : **Pause, Protection et Priorité.**

CHAPITRE 28

Apprivoiser ses peurs pendant la PMA

La PMA, c'est un peu comme monter dans un train dont on ne connaît ni la destination, ni la durée du voyage, ni même s'il va finir par dérailler. On s'accroche, on espère, on ferme les yeux à chaque virage, et on prie pour arriver enfin à destination. Mais voilà, dans ce train, il y a un passager clandestin qu'on ne peut jamais vraiment faire taire : la **peur**.

J'ai moi-même connu cette peur sous toutes ses formes. La peur de ne pas réussir, la peur d'avoir attendu trop longtemps, la peur d'être jugée en tant que maman solo, la peur d'y croire trop, la peur de ne pas y croire assez, la peur de ne pas assurer en tant que mère… Et même une fois enceinte, quand tout semblait *enfin* aller dans la bonne direction, je me suis retrouvée à googler *« fausse couche taux hCG normal »* au lieu de savourer l'instant.

Oui, même après avoir eu ce fichu + sur le test, la peur était toujours là, fidèle comme une mauvaise chanson qui refuse de sortir de votre tête.

Mais si j'ai appris quelque chose, c'est que la **peur** ne disparaît jamais totalement. En revanche, elle **peut être apprivoisée**. Et non, il ne s'agit pas de lui offrir un verre et une chaise confortable, mais plutôt de lui rappeler qu'elle **n'a pas le droit de conduire votre train**.

Voici quelques astuces pour éviter que votre peur ne devienne le chef d'orchestre de votre parcours.

1. Accepter d'avoir peur sans culpabiliser

La peur, c'est un peu comme une voiture avec une alarme trop sensible : elle se déclenche à la moindre secousse, même quand il n'y a aucun danger réel. Notre cerveau, programmé pour nous protéger, devient vite un expert en scénarios de catastrophe dès qu'il envoie la moindre incertitude.

Astuces :
- Remplacez *« Je ne devrais pas avoir peur »* par *« J'ai peur, et c'est normal après tout ce que j'ai traversé. »*
- Imaginez votre peur comme une voix de dessin animé agaçante. Plutôt que de l'écouter religieusement, visualisez-la comme une petite souris hystérique et dites-lui : *« Oui, merci, mais aujourd'hui, j'ai décidé de penser autrement. »*

2. Célébrer chaque petite victoire au lieu de stresser pour l'étape suivante

On a souvent tendance à regarder plus loin que là où on est. On a un bon taux de bêta-HCG ? Oui, mais *« Et si ça ne doublait pas ? »*. On voit un embryon bien accroché ? Oui, mais *« Et si au prochain contrôle il y avait un problème ? »*.

Mon exemple : vous vous rappelez quand on me disait que j'avais 8 ovocytes de bonne qualité et que je stressais car ils étaient passé de 12 à 8 ? au lieu de pleurer de joie ou de voir le verre à moitié plein, je voyais ce verre à moitié vide. Et au final, il n'en restait plus qu'un seul et donc j'ai dû apprivoiser ma peur et positiver.
Quelles énergies perdues dans la gestion de la peur ! En même temps, la suite de la grossesse m'a vite remis sur la ligne : je devais dompter ma peur car décollement placentaire, diabète, prééclampsie et hémorragie et dépression post-partum m'attendaient les bras ouverts.

Avec le recul et surtout qu'aujourd'hui, mon embryon Survivor est devenu une warrior baby de 3 ans, je ne peux que vous conseiller d'embrasser vos peurs mais de ne pas leur laisser vous guider.

Astuces : :
- Remplacez-les « *Et si…* » par des « *Aujourd'hui, tout va bien.* »
- Notez chaque bonne nouvelle dans un carnet ou sur votre téléphone et relisez-le dès que la panique vous gagne.

3. Trouver son bouton "pause" avec des techniques de relaxation

La peur, ça s'invite souvent à des moments où on aimerait juste être en paix. Typiquement, à 3h du matin, quand votre cerveau décide que c'est le moment parfait pour vous rappeler toutes les statistiques d'échec PMA possibles.

Au lieu de passer des heures sur des forums de discussion, rappelez-vous que
a) *vous n'êtes pas médecin* et
b) *vos interlocuteurs ne sont pas médecin, non plus.*
Déposez ce satané téléphone et dormez !

Astuces :
- **Respiration profonde** : Inspirez 4 secondes, retenez 4 secondes, expirez 6 secondes. À répéter jusqu'à ce que votre cerveau comprenne que non, il ne mourra pas d'un instant de calme.
- **Méditation guidée** : Une appli comme Petit Bambou ou Insight Timer peut vous aider à apaiser l'esprit.
- **Acupuncture/sophrologie** : J'étais sceptique avant d'essayer, mais franchement, après une séance, j'ai dormi comme un bébé.

4. Mettre ses angoisses sur papier pour éviter l'effet machine à laver mentale

Les pensées tournent, tournent, tournent… Jusqu'à ce qu'on ne sache même plus pourquoi on angoissait au départ.

L'astuce magique pour moi ? **ÉCRIRE.**

Souvent en relisant ses peurs coucher sur une feuille de

papier, ils deviennent minimes voir ridicule. Votre cerveau : « *Et si je faisais une fausse couche ?* », « *Et si en tombant dans les escaliers, je devais accoucher prématurément* » « *Et si…* ».
Bref, des films catastrophes qui, une fois écrits, perdront leur pouvoir.

Astuces :
- Notez chaque peur et regardez-la avec du recul. Posez-vous la question : « *Est-ce que cette pensée m'aide ? Est-elle réaliste ?* »
- Terminez chaque note par une phrase encourageante comme « *Mon corps sait ce qu'il fait.* »

5. Se rappeler que chaque grossesse est une nouvelle histoire

Si vous avez déjà connu un échec ou une perte, il est normal d'avoir du mal à vous projeter. Mais chaque parcours est unique.

Mon vécu : Au début, je me suis interdit d'acheter quoi que ce soit pour le bébé. J'avais cette superstition que *tant que rien n'était sûr, mieux valait ne pas se réjouir*. Sauf qu'au bout d'un moment, j'ai compris que je devais aussi m'autoriser à y croire. Parce que ne pas y croire n'empêchera pas un éventuel échec, mais cela me privera du bonheur d'espérer.

Astuces :
- Faites-vous un petit rituel positif (ex. : parler à votre

bébé, écrire une lettre pour lui, choisir des prénoms, …).
- Une amie en parcours PMA a mis en fond d'écran la photo d'un magnifique bébé de pub Evian et ça lui donne espoir que le sien est en chemin. Why not ?
- Dites-vous : « *Ce que j'ai vécu avant ne prédit pas ce qui arrivera maintenant.* »

La peur sera toujours là, mais c'est **vous** qui avez le volant. Vous n'avez pas à lui donner le contrôle.

Célébrez chaque jour, chaque avancée, chaque moment de ce parcours. **Osez espérer, osez croire, osez vivre cette aventure pleinement.**
Parce que quoi qu'il arrive, vous êtes déjà dans ce parcours du combattant.

« **Hope is not cancelled** »!

CHAPITRE 29

Quand les blessures du passé influencent le parcours PMA

Pourquoi tant de femmes hésitent-elles à se lancer en PMA, malgré un désir profond de maternité ? Pourquoi certaines sont-elles envahies par le doute, persuadées à l'avance que cela ne marchera pas pour elles ? Derrière ces résistances, il y a souvent plus qu'une simple crainte de l'échec médical. Il y a des blessures profondes, des schémas inconscients hérités de l'enfance, qui façonnent la manière dont elles s'autorisent – ou non – à entreprendre ce voyage vers la maternité.

Beaucoup de femmes ont grandi avec la peur de décevoir : décevoir leurs parents, leur entourage, la société. Dès l'enfance, elles ont appris à être sages, à ne pas faire de vagues, à répondre aux attentes des autres plutôt qu'aux leurs. Elles ont parfois intégré l'idée que leur valeur dépendait de leur capacité à bien faire, à être parfaite, à ne pas demander « trop ». Alors, lorsqu'arrive la question de la PMA, une peur inconsciente émerge : *« Et si je ne réussissais pas ? »* ; *« Et si mon corps ne répondait pas comme il faut ? »*; *« Et si je me battais pour rien ? »*

Elles redoutent l'échec non seulement pour elles-mêmes, mais aussi parce qu'elles ont été conditionnées à croire qu'échouer, c'est décevoir.

Or, la PMA n'offre aucune garantie. Elle oblige à affronter l'incertitude, à composer avec l'inconnu, à accepter que tout ne soit pas sous contrôle. Pour celles qui ont appris à ne pas se tromper, à ne pas déranger, ce manque de maîtrise est terrifiant. Il ravive l'enfant intérieur qui cherche l'approbation, qui veut être « à la hauteur », qui a peur de faire les mauvais choix.

Ce que ces femmes vivent, c'est un **conflit entre leur enfant intérieur et leur femme adulte**. L'enfant en elles a appris à se faire toute petite, à ne pas prendre trop de place, à toujours s'adapter aux attentes des autres. La femme adulte, elle, sait ce qu'elle veut : elle veut un enfant, elle veut tenter, elle veut avoir cette chance. Mais entre les deux, il y a un dialogue difficile :
- *« Tu vas trop loin, pense aux autres avant de penser à toi. »*
- *« Tu risques d'être jugée, tu devrais rester prudente. »*
- *« Tu n'es peut-être pas prête, et si tu échoues, tu regretteras. »*

Ce sont des mécanismes de protection, des réflexes inconscients ancrés depuis longtemps et qui vous tirent en arrière dans votre parcours PMA. Pourtant, ces pensées ne sont pas des vérités. Elles ne sont que le reflet des peurs du passé, des blessures que l'on porte sans toujours en être consciente.

En tant que femme adulte et pour notre bien-être, nous devons essayer autant que possible éviter d'avoir un abonnement dans le club des *« filles gentilles »*. Vous savez, celles qui disent oui alors qu'elles veulent dire non, celles qui prennent sur elles pour éviter de froisser, celles qui préfèrent porter la charge plutôt que de déranger. Oui, j'ai été cette fille-là, et parfois, je le suis encore mais à petite dose.

Mais cette gentillesse, celle qui a été martelée depuis l'enfance, n'est pas juste une qualité. Elle peut être une véritable prison, surtout quand il s'agit de faire un choix qui va à l'encontre de tout ce qu'on nous a inculqué.

Quand être gentille signifie sacrifier ses propres désirs...

Je viens d'une culture où une femme devient mère dans un cadre bien précis : mariée, stable, et idéalement bénie par toute la communauté. Tout ce qui sort de ce schéma est perçu comme une anomalie, un écart à redresser. Et cette culture pourrait parfois enfermer certaines femmes dans des mariages toxiques.

Alors, imaginez-moi, à 37 ans, célibataire, en train de me préparer pour une PMA en solo. J'ai dû affronter tout un héritage culturel, où ma décision ne concernait plus seulement mon utérus, mais aussi mon arbre généalogique entier !

J'entendais déjà les voix de mes ancêtres :
- « *Une femme seule avec un enfant ?! Ça ne se fait pas !* »
- « *Tu veux vraiment que ton enfant grandisse sans connaître la lignée paternelle ?* »

Et moi, au lieu de me dire : « *C'est mon corps, c'est ma vie, c'est mon choix !* », au début, j'ai fait ce que toute fille bien gentille ferait : j'ai culpabilisé. J'ai cherché à justifier, à rassurer, à trouver les bons mots pour ne pas heurter, pour rester cette fille *bien comme il faut*.

Je me disais :
- « *Fais ça en douceur, ne blesse personne.* »
- « *Explique bien que ce n'est pas contre les traditions, mais juste un chemin personnel.* »
- « *Rassure-les, ils finiront par comprendre.* »

Sauf que non, ça ne marche pas comme ça.
Parce que peu importe combien je me suis contorsionnée pour faire passer ma décision en douceur, il y avait toujours une réaction, une critique, une remarque qui me renvoyait en pleine figure l'évidence : je ne pouvais pas satisfaire tout le monde. Et même encore aujourd'hui, certaines personnes s'autorisent à critiquer mon choix, pensant qu'ils ont leur mot à dire, comme si j'allais faire disparaitre mes enfants. Absurdité !

Et heureusement, je suis pragmatique, ça n'a pas duré longtemps avant que je mette un scotch super adhésif sur la bouche de la petite fille à l'intérieur de moi et que j'avance en solo. Je pense même que ce sont des agrafes que je lui ai mises.

J'ai fait cette chose qui m'a demandé un courage immense : j'ai arrêté d'être trop gentille.

C'est quoi cette folie de vouloir plaire aux autres, même quand ça nous brise de l'intérieur. Et ces autres, est-ce qu'ils feraient de même pour nous ?

La gentillesse ne doit pas être un obstacle à nos rêves.

Ne croyez pas que dire oui aux autres, c'est préserver l'harmonie. C'est préserver leur harmonie au détriment de notre bonheur. Et ce que j'ai appris en traversant ce combat, c'est que chaque « oui » forcé envers les autres est un « non » silencieux envers soi-même.

Quand on est trop occupée à plaire, à ne pas froisser, à ménager les sensibilités des autres, on oublie **nos propres désirs.**

J'ai arrêté d'expliquer à ceux qui ne voulaient pas comprendre.
J'ai arrêté de demander l'approbation de ceux qui ne vivaient pas ma réalité. J'ai arrêté de me sacrifier sur l'autel des traditions.

Parce qu'en fin de compte, c'est moi qui portais cette grossesse inespérée, moi qui vivais ces traitements, moi qui traversais les montagnes russes émotionnelles et hormonales.
Et si j'ai appris quelque chose à travers cette expérience, c'est que la gentillesse mal placée peut être une barrière invisible qui nous empêche d'avancer.

Briser le mythe de la femme gentille et parfaite
Il faut déconstruire cette idée selon laquelle une femme doit être gentille, douce, toujours compréhensive, et ne jamais bousculer les codes.

Oser dire : *« Je fais ce choix pour moi. »*, *« Je ne demande pas d'avis, juste du respect. »*, *« Ce chemin est le mien, il ne vous appartient pas. »*. **C'est un acte de liberté.**

Et croyez-moi, cette liberté-là, elle a un goût incomparable.

Alors, vous me direz comment dépasser ces blocages et avancer vers la maternité avec confiance ?

Reconnaître ces schémas : Comprendre que la peur de décevoir ou le besoin d'être gentille ne sont pas des vérités absolues, mais des réactions forgées par le passé. On peut les voir, les accepter, et décider qu'elles ne définissent pas notre avenir.

S'autoriser à exister pour soi : La maternité est un choix personnel. Chaque femme a le droit de vouloir un enfant en couple ou en solo, même si cela bouscule les attentes des autres. Prendre une décision pour soi, ce n'est pas être égoïste, c'est être alignée avec ses désirs profonds.

Remplacer la peur de l'échec par l'acceptation du

chemin : La PMA est une aventure qui demande du courage. Il n'y a pas de honte à essayer, à tomber, à se relever. Échouer, ce n'est pas décevoir, c'est avancer.

Travailler sur son enfant intérieur : Dialoguer avec cette part de soi qui a peur. Lui dire : « *Tu as le droit d'avoir peur, mais aujourd'hui, je suis adulte et je prends cette décision pour moi.* ».

Lui offrir l'amour et la validation qu'elle a tant cherchés ailleurs.

Un message pour celles qui hésitent encore.

Si vous êtes en train d'hésiter, de vous demander si vous avez le droit, si vous pouvez oser, si vous avez le courage à cause du qu'en-dira-t-on ?…

Arrêtez d'attendre que le monde vous donne la permission. Faites-le pour vous !

Parce qu'en fin de compte, être une Warrior Mum, c'est aussi ça : apprendre à être une femme qui ne s'excuse plus d'exister pleinement.

Beaucoup de psychologue ont énormément écrit sur l'enfant intérieur. Evidemment, je ne vous laisserai pas sans plus d'information ! Dans le guide de la warrior mum, comme d'habitude, je vous recommanderai certains livres que j'ai lu à ce sujet et qui pourrait vous inspirer.

La Warrior Mum

Force et Résilience face aux défis de la fertilité

CHAPITRE 30

Faire face à l'échec pendant la PMA

J'entends les warrior Mum me dire « *Je pensais être prête. Prête à encaisser, à relativiser, à me dire que ce n'était que la première tentative* ». Après tout, on nous le répète assez : la PMA, c'est une loterie, un marathon, pas un sprint. Mais la réalité, c'est que rien ne vous prépare vraiment à l'échec.

Rien ne vous prépare à ce blanc immaculé sur le test de grossesse, alors que vous avez scruté la moindre ombre en lumière naturelle, en lumière artificielle, sous tous les angles possibles. Rien ne vous prépare au mail du laboratoire avec ce taux de bêta-HCG à 0, comme si tout ce que vous aviez traversé ces dernières semaines n'avait jamais existé. Et encore moins à la douleur d'une fausse couche, où l'on vous dit « *Ça arrive, c'est fréquent, au moins vous savez que ça peut marcher.* » Ah bon ? Parce que moi, ce que je sais surtout, c'est que je suis en train de perdre ce que j'ai tant espéré.

Si vous traversez ces moments difficiles, laissez-moi vous dire quelque chose : **vous avez le droit d'avoir mal.**
Vous avez le droit de pleurer, d'être en colère, de crier si c'est ce que vous ressentez. L'échec en PMA, ce

n'est pas juste un « *essai manqué* ». C'est des semaines de traitements, d'attente, de projections… et un mur qui s'effondre d'un coup. Une préparation aux Jeux Olympiques balayée le jour J part une disqualification qui pourrait être vécu comme 'sans appel' au moment que cela vous arrive.

Alors, comment fait-on pour se relever après ça ?

1. Ne pas minimiser sa douleur

« *Ce n'était que la première tentative.* »
« *Tu pourras réessayer.* »
« *Au moins, tu peux tomber enceinte.* »
STOP.
Parce que non, ce n'est pas « *qu'un essai* ». C'était un rêve.

Ce que vous ressentez, peut être comparable à cycle du deuil. Un deuil invisible aux yeux du monde, mais bien réel pour vous. Vous n'avez pas seulement perdu une chance de grossesse, vous avez perdu tout ce que vous aviez déjà imaginé. Cet enfant qui existait déjà dans votre cœur, cet avenir que vous aviez commencé à esquisser.

Et vous savez quoi ? Vous avez **le droit de vivre cette douleur, sans justification.**

Astuce : Si quelqu'un vous sort une phrase bateau pour vous consoler (sans vraiment comprendre ce que vous traversez) mais qui ne vous console pas, bien au contraire vous enfonce, n'hésitez pas à répondre en utilisant les phrases assertives de ma méthode des 3P pour fixer ses limites.

2. S'autoriser à s'effondrer avant de se relever

Il n'y a pas de bonne manière de gérer un échec. Il y a **votre manière.**

Mon vécu : Après mon premier test négatif, je me suis retrouvée à binge-watcher une série débile avec un pot de glace au caramel, en mode *« J'ai besoin de mettre mon cerveau en veille avant qu'il ne m'achève. »* Et après, j'ai passé une journées quasiment « dans mon canapé » façon maman solo en mode « minimum syndical quand même pour mon fils » sans répondre aux messages, parce que je ne voulais parler à personne. Et c'est OK.

Astuce : Écoutez ce dont vous avez besoin sur le moment
- Si vous avez envie de pleurer, pleurez.
- Si vous avez besoin d'être seule, coupez votre téléphone.
- Si vous ressentez le besoin de sortir, marchez, criez, dansez.

La seule chose à éviter ? Faire semblant que tout va bien trop vite. Parce que refouler la douleur ne la fait pas disparaître, elle la repousse juste à plus tard.

3. Faire le tri dans son entourage (parce qu'on n'a

pas besoin de tout entendre)

L'échec en PMA révèle une chose intéressante : qui sait vous soutenir et qui ne sait absolument pas gérer votre douleur.

Il y a ceux qui, maladroitement, veulent vous *remonter le moral* en vous expliquant que « *c'est la nature* », et ceux qui vous demandent immédiatement : « *Et du coup, c'est quand la prochaine tentative ?* », comme si vous parliez d'un abonnement à une salle de sport.

Mon conseil ? **Protégez-vous, préservez-vous.** Si certaines personnes ne savent pas quoi dire, ne vous sentez pas obligée d'expliquer ou de rassurer leur malaise. Ce n'est pas votre rôle.

Astuce : Créez une phrase *automatique* à envoyer si vous n'avez pas envie de parler :
- « *Merci pour ton message, je prends du temps pour moi en ce moment. Cependant cela me touche beaucoup que tu compatisses avec moi* »
- « *Je préfère ne pas en parler tout de suite, mais je te tiendrai au courant. Je digère tout ça d'abord* »

4. Ne pas précipiter la suite – Reprendre son souffle avant de repartir

Dans la logique médicale, après un échec, on vous propose souvent de recommencer rapidement. Biologiquement, ça peut avoir du sens.

Psychologiquement, pas toujours.

Si vous vous sentez capable d'enchaîner, foncez. Mais si votre cœur vous dit « Stop, j'ai besoin de respirer », alors écoutez-le. Parce qu'un corps sous stress, un esprit épuisé, ce ne sont pas les conditions idéales pour une nouvelle tentative.

Astuce : Posez-vous ces questions avant de reprendre :
- *Ai-je encore l'énergie émotionnelle pour recommencer maintenant ?*
- *Ai-je pris le temps de faire le deuil de cette tentative ?*
- *Est-ce que je le fais parce que j'en ai envie ou parce que je me sens pressée ?*

Il n'y a pas d'urgence. Vous méritez de reprendre ce chemin quand VOUS serez prête.

5. Se rappeler que l'échec ne définit pas la suite
Je sais à quel point un test négatif ou une fausse couche peuvent donner l'impression d'un mur infranchissable. Mais ce n'est pas la fin de l'histoire.

Regardez votre parcours. Regardez tout ce que vous avez traversé pour en arriver là. Vous êtes encore debout. Peut-être fatiguée, peut-être abîmée, mais toujours debout.

Ce que vous ressentez aujourd'hui n'efface pas vos chances de réussite demain. Cet échec ne définit **ni votre capacité à être mère, ni votre valeur en tant** que femme.

Astuce : Écrivez cette phrase et relisez-la quand le doute s'installe : *"Cet échec n'est pas une fin, c'est une étape. Je suis plus forte que je ne le pense."*

En bref, se donner du temps, mais ne jamais se croire vaincue

Un échec en PMA, c'est violent. C'est injuste. Mais ce n'est pas la fin du chemin. Prenez le temps de pleurer, de crier, de douter. Puis, quand vous serez prête, relevez-vous. Parce que vous êtes plus forte que cette épreuve, même si vous ne le voyez pas encore.

Et quand le jour viendra où vous tiendrez votre enfant dans vos bras, vous saurez. **Vous saurez que vous êtes une Warrior Mum dans toute sa splendeur.**

CHAPITRE 31

Quand la PMA ne fonctionne pas Rebondir et Redéfinir son Chemin

Il arrive parfois que, malgré tous les efforts, toutes les tentatives et toute la détermination, la PMA ne fonctionne pas. Et ce constat, aussi brutal qu'injuste, laisse place à un vide immense que peu de mots peuvent vraiment apaiser.

Avant tout, je veux vous dire à quel point je suis désolée que vous en soyez là.

Je n'ai pas vécu l'épreuve de devoir renoncer à mon projet de maternité, et je ne prétendrai jamais comprendre exactement ce que vous ressentez. Mais à travers mon travail de coach et mes échanges avec tant de femmes extraordinaires, j'ai été témoin de cette douleur, de ce vertige face à l'incertitude, de cette question lancinante : *"Et maintenant ?"*

Ce chapitre ne vous apportera pas de réponse toute faite, et je ne vous dirai jamais quoi faire. Mais je veux vous offrir du soutien, des clés de réflexion et des pistes concrètes pour avancer à votre rythme, avec douceur et bienveillance.

Les conseils qui suivent sont mes recommandations en tant que coach. Ils sont là pour vous aider à accueillir vos émotions, faire le point et envisager d'autres options possibles, que ce soit dans la maternité ou dans un nouveau projet de vie.

Quelle que soit votre décision, vous n'êtes **pas** seule. Et surtout, **votre valeur ne dépend pas du résultat de ce parcours.** Vous êtes, et vous resterez, une Warrior Mum, une femme courageuse qui a osé croire et se battre. Et ça, personne ne pourra jamais vous l'enlever.

Que faire lorsque, malgré tous les efforts, la PMA ne fonctionne pas ? Cette question, lourde d'émotions et de doutes, hante de nombreuses femmes et couples engagés dans ce parcours depuis trop longtemps. L'échec médical est une chose, mais l'impact psychologique est souvent encore plus difficile à surmonter.

J'ai accompagné de nombreuses femmes dans ce moment charnière, et je sais à quel point il est douloureux de voir s'éloigner le rêve d'une maternité tant désirée. Pourtant, il existe des chemins de reconstruction, de nouvelles possibilités et une vie à réinventer.

1. Accueillir l'échec et traverser le deuil
Lorsque la PMA échoue après plusieurs tentatives, le choc est immense. L'espoir qui portait chaque cycle s'effondre brutalement, laissant place à un vide difficile

à apprivoiser.

Reconnaître sa douleur
Ne minimisez pas votre souffrance. Ce n'est pas "juste un traitement qui n'a pas marché", c'est une épreuve qui remet en question un projet de vie. Il est normal de ressentir du chagrin, de la colère, de l'injustice, voire un sentiment d'échec personnel.

Extérioriser ses émotions
- Écrire un journal pour poser ses ressentis et suivre son cheminement émotionnel.
- Dessiner, peindre, créer… Toute forme d'expression peut être une thérapie.
- Parler avec des personnes de confiance : une amie, un partenaire, un coach en fertilité, un thérapeute.

Ne pas s'isoler
L'infertilité peut être un combat solitaire, mais il existe des communautés bienveillantes. Rejoindre un groupe de soutien peut apporter du réconfort et de nouvelles perspectives.

2. Se recentrer sur soi et faire une pause
Après plusieurs tentatives, le corps et l'esprit sont épuisés. Il est crucial de s'autoriser une pause pour se reconstruire.

Se donner du temps
Ne prenez pas de décision sous le coup de l'émotion. Prenez quelques semaines ou mois pour ressentir où

vous en êtes réellement et ce que vous souhaitez pour la suite.

Prendre soin de soi
- Se reconnecter à son corps autrement que par la médicalisation : yoga, massages, sport doux, méditation.
- Améliorer son bien-être mental avec des séances de relaxation, d'hypnose ou de thérapie cognitive.
- Rééquilibrer son alimentation pour retrouver de l'énergie et prendre soin de son cycle hormonal.

S'évader et changer de cadre
Un voyage, un projet personnel, un défi professionnel… Parfois, se recentrer sur un autre aspect de sa vie permet d'alléger le poids de l'échec et d'ouvrir l'esprit à de nouvelles perspectives.

3. Explorer d'autres chemins vers la parentalité

Si la PMA ne fonctionne pas, cela ne signifie pas que la maternité est inaccessible. Il existe d'autres options, parfois moins connues ou difficiles à envisager au premier abord.

L'adoption
L'adoption est un long processus, souvent perçu comme un parcours du combattant. Pourtant, de nombreuses familles se construisent ainsi, avec une parentalité profondément aimante et choisie.

Le don d'ovocytes ou d'embryons
Pour certaines femmes, l'insuffisance ovarienne rend la conception impossible avec leurs propres ovocytes. Le don d'ovocytes ou l'adoption d'embryons offrent une chance de grossesse et d'expérience biologique de la maternité.

Accepter que son chemin soit unique
Chaque femme doit se poser les bonnes questions :
✓ Suis-je prête à tenter une autre voie vers la parentalité ?
✓ Quels sont mes blocages face à l'adoption, au double don ? est-ce les croyances limitantes ?
✓ Est-ce que je ressens le besoin de poursuivre ou ai-je besoin de fermer cette porte ?

4. Trouver un nouveau sens à sa vie
Parfois, après plusieurs tentatives, vient une prise de conscience : peut-être que la maternité n'est pas le seul chemin vers une vie épanouissante.

Redéfinir son projet de vie
- Trouver de nouveaux objectifs personnels ou professionnels.
- S'investir dans des causes, comme le mentorat, l'accompagnement d'autres femmes ou le bénévolat.
- Cultiver d'autres formes de transmission et d'amour, que ce soit par l'engagement social, l'art ou des relations significatives.

Se libérer du regard des autres
La pression sociale est immense. Apprendre à s'affranchir des injonctions permet de retrouver sa liberté intérieure (voir les phrases de la méthodes 3P).

5. Trouver d'autres chemins vers le bonheur :
La maternité ne se résume pas uniquement à donner naissance. L'amour, la transmission et le rôle maternel peuvent s'exprimer de mille façons.

Être une maman de cœur
Certaines femmes trouvent un épanouissement immense en étant présentes dans la vie d'un enfant sans en être la mère biologique. Vous pouvez être une référence, une guide, un modèle pour un enfant qui a besoin de vous. La maman de cœur de la fille ou le fils de votre meilleur amie ? Ou la marraine de cœur. Il existe des associations qui permettent de parrainer des enfants.

Être marraine, c'est avoir une place spéciale dans la vie d'un enfant, tisser un lien unique et être une source de soutien et d'amour tout au long de sa vie.

Être une tata de cœur
On connaît tous une tante, une amie proche, une voisine qui joue un rôle clé dans la vie d'un enfant. Offrir son amour et son temps à un neveu, une nièce ou à l'enfant d'un proche peut être une expérience profondément enrichissante. Et si cette relation compte

vraiment pour vous, parlez-en aux parents. Vous serez surpris que cela leur fait du bien, de vous confier leur enfant de temps en temps afin qu'il s'épanouisse également avec d'autres personnes.

Le mentorat et l'engagement social
- Accompagner des enfants ou adolescents en difficulté, à travers des associations ou des programmes de mentorat.
- S'engager pour une cause liée à l'enfance et à la parentalité.
- Devenir famille d'accueil ou bénévole auprès d'orphelinats ou de foyers d'enfants.

Créer du lien autrement
- Être une figure inspirante pour les jeunes générations.
- Partager son savoir, son expérience et ses valeurs à travers l'enseignement, l'accompagnement ou la transmission culturelle.
- Nourrir des relations significatives avec des enfants de votre entourage, qu'ils soient dans votre famille ou non.

Certaines femmes, après un parcours difficile, découvrent qu'elles peuvent rayonner autrement et trouver du sens dans d'autres formes d'amour maternel. **L'essentiel est de choisir un chemin qui vous apporte paix et épanouissement.**

Être une Warrior Mum, ce n'est pas seulement devenir

mère. C'est affronter l'épreuve avec force, accepter son parcours, se réinventer et avancer avec dignité.

Peu importe l'issue du combat, une chose est certaine :
- **Vous avez été courageuse.**
- **Vous avez tout donné.**
- **Vous méritez une vie épanouie, quelle que soit la forme qu'elle prend.**

Et je le répète, votre valeur ne dépend pas de votre capacité à devenir mère biologiquement. Vous êtes une **Warrior Mum** parce que vous avez osé croire, vous battre, et aujourd'hui, vous avez le droit d'écrire un nouveau chapitre.

CHAPITRE 32

La pression de l'entourage, une épreuve supplémentaire

Je suis déjà maman solo, et en tant que coach, j'accompagne chaque jour des femmes qui, pour certaines, se battent pour réaliser leur rêve de maternité, et pour d'autres, affrontent les jugements liés à leurs choix de vie. Ce que je vois, ce que j'entends, c'est un constat révoltant : la pression sociale et surtout celle de l'entourage, devient souvent une épreuve aussi lourde que le parcours lui-même.

Pour une femme qui a dépassé trente-cinq ans surtout à la quarantaine sans enfant, chaque réunion de famille, chaque dîner entre amis, devient un terrain glissant voire un supplice, rempli de remarques insidieuses : *'Alors, quand est-ce que tu t'y mets ?'* ; *'Tu sais, à ton âge, il ne faut plus trop attendre.'* Ces mots, parfois déguisés en conseils bienveillants, sont des lames qui s'enfoncent dans des blessures déjà profondes.

Je parle ici au nom de celles qui, célibataires, ont choisi d'attendre de partager ce projet avec un partenaire. Ces femmes qui ont espéré construire une famille à deux, mais qui, aujourd'hui, se retrouvent face à des regards accusateurs : *'Pourquoi avoir attendu ?'*

Comme s'il y avait le choix et que leur attente, leur désir d'amour et de partage était une erreur. Personne ne voit le courage qu'il faut pour accepter que l'amour n'ait pas suivi l'horloge biologique. Personne ne comprend le poids de ce regret, ou de cette solitude qu'elles doivent déjà affronter sans qu'on leur reproche en plus d'avoir espéré.

Et puis, il y a celles qui, en toute conscience, ont décidé de ne pas devenir mères. Ces femmes libres, affirmées, qui doivent constamment se justifier face à des remarques comme : *'Tu verras, tu changeras d'avis.'* ou *'Tu risques de le regretter un jour.'* Comme si leur choix ne pouvait être ni compris, ni respecté.

Pourquoi une femme doit-elle toujours expliquer sa vie, ses décisions ? Pourquoi sa valeur est-elle encore si souvent réduite à sa capacité ou sa volonté de devenir mère ? Ces femmes n'ont pas choisi la facilité, elles ont choisi de vivre en accord avec elles-mêmes, et cela mérite du respect, pas des jugements.

Enfin, il y a celles qui se battent en silence dans un parcours de PMA. Elles affrontent les piqûres, les traitements, les rendez-vous médicaux, les montagnes russes émotionnelles, tout en jonglant avec leur travail, leur vie sociale, et parfois même, des proches qui ne comprennent pas.

On leur dit : *'Peut-être que ce n'est pas pour toi.'* ou *'Pourquoi insister autant ?'* Comme si elles n'avaient pas déjà des doutes, comme si elles ne portaient pas déjà en elles la douleur de chaque échec. Ces remarques, même involontaires, sont des coups supplémentaires portés à leur cœur déjà fragile.

Alors aujourd'hui, je m'adresse à vous, amis, familles, collègues, qui pensez bien faire en posant des questions ou en donnant des conseils. Je vous en prie : arrêtez ces phrases-là.

Et si vous voulez vraiment aider et que votre intension est bienveillante, vous pouvez :
Écoutez sans juger.
Soutenez sans envahir.
Respectez les silences.

Parce que chaque mot compte. Parce que derrière chaque femme, qu'elle soit célibataire, en parcours de PMA, ou qu'elle ait choisi de ne pas devenir mère, il y a une histoire complexe, un chemin personnel qui mérite d'être respecté.

Nous sommes bien plus que nos choix de maternité. Nous sommes des femmes, des Warrior Mum, ou simplement des guerrières de la vie. Ce que nous demandons, ce n'est pas votre avis, mais votre respect et votre amour. Nous avançons avec une force que beaucoup ignorent, et malgré les obstacles, nous continuerons à écrire nos propres histoires, à notre manière, à notre rythme.

Le Petit Plus du Coach Bijou Bulindera

Les warriors mums qui se reconnaitrons dans ce chapitre, pour reprendre le pouvoir sur votre histoire et se protéger des pressions extérieures, je vous recommande ma "Méthode des 3P : **Pause, Protection, Priorité** *"..*

Recommandations pour l'entourage : Respecter et soutenir sans oppresser

Il est important de comprendre qu'une femme en parcours de PMA ou réfléchissant à la maternité porte déjà un poids émotionnel considérable. Si elle choisit de ne pas partager ses projets ou son parcours, respectez ce silence. Ce n'est pas un manque de confiance envers vous, mais un besoin de préserver son espace personnel, là où elle peut gérer ses émotions et ses décisions sans interférence. Plutôt que de poser des questions comme « Alors, c'est pour quand ? » ou de faire des remarques sur son âge et son horloge biologique comme si elle n'en avait pas conscience, préférez une approche douce et respectueuse, telle que « Je suis là, si tu veux en parler, mais je respecte totalement ton choix de ne pas partager. »

Les conseils non sollicités peuvent également être lourds à porter. Chaque parcours est unique, et dire « Tu devrais essayer cette méthode, ça a marché pour quelqu'un que je connais » ou « Peut-être que c'est un signe que ce n'est pas fait pour toi » pourrait être blessant. À la place, écoutez sans jugement et montrez votre soutien : « Je ne peux pas imaginer ce que tu traverses, mais je suis là pour toi si tu as besoin. »

Soyez également attentifs au poids de vos mots. Les phrases maladroites ou les remarques sur ses choix peuvent renforcer des doutes ou des blessures déjà présentes. Par exemple, évitez de dire « Tu as attendu trop longtemps » ou « Pourquoi ne pas faire comme les autres ? », ces phrases portent un jugement sous-entendu.

Ces mots peuvent sembler anodins, mais ils appuient sur des fragilités profondes. À la place, valorisez son courage : « Ton choix est le tien, et je le respecte entièrement » ou « Je suis admiratif de ta force et de ta détermination. »

Enfin, rappelez-vous qu'être présent ne signifie pas imposer vos opinions ou vos attentes. Le rôle d'un entourage bienveillant est de montrer un soutien inconditionnel, pas d'exercer une pression supplémentaire. Écoutez sans chercher à corriger ou à minimiser ce qu'elle partage. Parfois, tout ce qu'elle attend, c'est une oreille attentive et un geste de réconfort, une phrase telle que : « Merci de me confier cela, c'est important pour moi d'être là pour toi. »

En respectant son rythme, en valorisant ses choix, et en offrant un soutien sincère, vous devenez une force positive dans son parcours. Car ce dont elle a le plus besoin, c'est de se sentir entourée, respectée, et aimée, sans conditions.

La Warrior Mum

Force et Résilience face aux défis de la fertilité

CHAPITRE 33

La Jalousie : Un Sentiment de culpabilité mais Légitime en PMA

Lors d'un webinaire organisé avec une clinique partenaire espagnole le 05 Mars 2025, une femme m'a posé une question qui a touché beaucoup de participantes : *"Comment gérer la jalousie quand on n'arrive pas à tomber enceinte et que, dans notre entourage, tout le monde y parvient sans difficulté ?"*

Cette question m'a profondément marquée, car elle met en lumière une émotion souvent mal comprise, parfois même honteuse : la jalousie face à la maternité des autres.

Quand la joie des autres ravive notre douleur
Quand on traverse un parcours de PMA, chaque annonce de grossesse peut résonner comme un rappel brutal de ce que l'on n'a pas (encore). On aimerait être heureuse pour cette amie, cette sœur, cette collègue, mais au fond, une petite voix souffle : *"Pourquoi pas moi ?"*

Ce ressenti est normal. La jalousie n'est pas un défaut de caractère, c'est une réaction humaine face à une injustice ressentie. Elle ne signifie pas que nous souhaitons du mal aux autres, mais qu'une partie de nous souffre.

Comment gérer cette jalousie sans culpabilité ?

Accueillir l'émotion sans jugement
Plutôt que de nier ou de refouler ce sentiment, il est essentiel de l'accepter : *"Oui, je ressens de la jalousie, et c'est normal."* Le reconnaître, c'est déjà l'alléger.

Identifier le besoin caché derrière la jalousie
La jalousie révèle souvent un besoin non comblé : « *Ai-je besoin de plus de soutien ? De me sentir comprise ? De donner du sens à mon parcours ?* »
En se posant ces questions, on transforme l'émotion en un moteur d'action.

Se protéger sans s'isoler
Si certaines annonces sont trop douloureuses, il est acceptable de prendre de la distance avec les réseaux sociaux ou certaines conversations. Préserver son équilibre émotionnel ne signifie pas être égoïste, mais savoir où mettre ses limites.

Transformer la jalousie en inspiration
Et si, au lieu de voir ces grossesses comme une injustice, on les percevait comme une preuve que *c'est possible* ? Changer de perspective peut être un puissant levier pour garder espoir.

Cultiver la gratitude pour ce que l'on a déjà Chaque

jour, prendre le temps d'écrire trois choses pour lesquelles on est reconnaissante permet de se recentrer sur le positif et d'apaiser la frustration.

Une émotion qui n'a pas à nous définir
La jalousie est une émotion passagère. Elle n'a pas besoin de nous enfermer, ni de nous éloigner des autres. En l'accueillant, en la comprenant et en l'apprivoisant, elle peut devenir une étape de plus sur le chemin vers la maternité.

On ne peut pas toujours contrôler ce que l'on ressent, mais on peut choisir comment y réagir. Se mettre à la place de l'autre, même un instant, permet de transformer la jalousie en quelque chose de plus doux, plus humain, et peut-être même en une source de motivation pour continuer d'avancer.

Le bonheur des autres nous rappelle notre propre combat, notre attente interminable, et parfois nos échecs. Pourtant, si l'on inversait les rôles un instant… Imaginons que demain, après des mois ou des années de tentatives, nous découvrions enfin ce test positif tant espéré. Comment aimerions-nous que nos proches réagissent ?

- Souhaiterions-nous qu'ils détournent le regard, évitent notre bonheur pour ne pas raviver leur propre douleur ?
- Ou aimerions-nous qu'ils soient content pour nous. Que cette nouvelle soit tombée au 1er essaie ou au 10è, votre amie, sœur collègue va avoir un

enfant. C'est son moment de bonheur, ne le gâchons pas, n'extériorisons pas.

Changer de perspective pour alléger la souffrance

Se projeter de l'autre côté peut nous aider à voir ces annonces non plus comme une injustice, mais comme une opportunité d'apprendre à gérer nos émotions avec plus de douceur.

Cela ne signifie pas qu'il faut nier sa tristesse ou forcer un enthousiasme hypocrite. Mais cela peut nous permettre de :

✓ **Prendre du recul sur nos émotions** : Ce n'est pas cette grossesse en particulier qui nous fait mal, mais notre propre attente.

✓ **Différencier la personne de la situation** : Notre amie, sœur, collègue, n'a pas choisi d'être enceinte pour nous blesser. Elle est juste à un autre moment de son histoire.

✓ **Imaginer comment nous aimerions être entourée si c'était nous qui annoncions une grossesse** : Cela peut nous inspirer une réaction plus alignée avec nos valeurs.

✓ **Poser des limites tout en restant dans la bienveillance**
Si une annonce nous bouleverse, il est parfaitement acceptable de prendre un peu de distance. Mais plutôt que de rompre brutalement les liens, pourquoi ne pas communiquer avec sincérité ?

"Je suis sincèrement heureuse pour toi, mais en ce moment, c'est encore un peu difficile pour moi d'en parler. Je te promets que dès que je me sentirai mieux, je serai à tes côtés."
Une telle approche permet de préserver la relation tout en respectant notre propre sensibilité.

Si aujourd'hui, tu ressens de la tristesse, de la jalousie ou même du découragement face aux annonces de grossesse autour de toi, souviens-toi d'une chose essentielle : **ton histoire n'est pas finie.**

Chaque parcours est unique, et le tien suit son propre rythme. Ce n'est pas parce que ton bébé n'est pas encore là qu'il ne viendra jamais. Il arrivera, à son moment, au bon moment.

Les épreuves que tu traverses aujourd'hui forgent ta résilience, ta force intérieure et l'amour immense que tu es déjà prête à lui offrir. Et quand viendra ton tour – car il viendra – tu regarderas en arrière avec une immense fierté, en te disant : *"J'ai tenu bon, et ça en valait la peine."*

En attendant ce jour, voici quelques **mantras** à répéter chaque matin ou à coller sur son frigo, pour surmonter les hauts et les bas de la PMA :
- *Je suis sur le bon chemin, même si je ne vois pas encore la destination.*
- *Mon corps fait de son mieux, et je le remercie pour cela.*
- *Chaque jour me rapproche de mon bébé, à son*

rythme et au mien.
- *Je ne suis pas seule, je suis entourée et soutenue.*
- *Ma douleur ne définit pas mon avenir, elle forge ma force.*
- *Je choisis de croire en mon bonheur à venir.*

Et surtout, rappelle-toi : tu es déjà une maman dans ton cœur. Ce bébé que tu désires tant n'est pas un rêve lointain. Il est en chemin. Fais-lui confiance. Fais-toi confiance, tu vas y arriver.

CHAPITRE 34

L'accompagnement dans les creux du parcours

Autour de la PMA, plusieurs praticiens offrent un accompagnement complémentaire et des soins holistiques pour soutenir le bien-être physique, émotionnel et mental des personnes engagées dans ce parcours.

Ces praticiens apportent chacun des approches et des perspectives complémentaires, en favorisant un équilibre holistique et un soutien global pour ceux qui traversent le parcours de PMA.

Voici quelques-uns de ces rôles :

Coach de Fertilité ou en PMA

- ✓ Le coach en fertilité ou en PMA, offre un accompagnement personnalisé pour aider à gérer les défis émotionnels et psychologiques de la PMA, en renforçant la confiance et en aidant à rester positif tout au long du parcours.
- ✓ Le coach peut également aider à identifier des objectifs de vie au-delà de la conception, et à développer des stratégies de résilience face aux épreuves.

Le rôle d'un coach en PMA est de soutenir et d'accompagner les personnes ou les couples dans leur parcours de procréation médicalement assistée (PMA). Ce chemin peut être émotionnellement et physiquement exigeant, et le coach aide à naviguer les défis à chaque étape. Voici en quoi consiste ce rôle :

- ✓ **Apporter un soutien émotionnel :** Le coach est un pilier d'écoute, de réconfort et de compréhension. Il aide les personnes à exprimer leurs sentiments, à surmonter le stress, la frustration et les moments de doute. Le soutien émotionnel est essentiel pour rester motivé et résilient face aux difficultés.
- ✓ **Encourager la confiance et la résilience** : Le parcours PMA peut entraîner des moments de découragement. Le coach est là pour rappeler les forces et les ressources intérieures de chaque individu, pour maintenir la motivation et aider à rebondir après les épreuves.

- ✓ **Guider vers une prise de décision éclairée** : Il est souvent difficile de faire des choix éclairés en PMA, car de nombreuses options existantes. Le coach aide à clarifier les objectifs, à comprendre les options disponibles et à prendre des décisions alignées avec les valeurs et les priorités de chaque personne.

- ✓ **Gérer les attentes et réduire l'anxiété :** L'incertitude liée au parcours PMA peut être source d'anxiété. Le coach travaille avec ses clients pour mieux gérer leurs attentes et envisager des résultats possibles sans se laisser emporter par la peur. Cela permet de conserver une attitude plus sereine et confiante.

✓ **Offrir des outils pour gérer le stress** : Des techniques de relaxation, de méditation, de respiration et d'autres méthodes de gestion du stress peuvent être enseignées pour aider à mieux vivre le parcours. Ces outils permettent de retrouver du calme et de l'énergie même dans les moments difficiles.

✓ **Renforcer la communication au sein du couple** (si pertinent) : La PMA peut mettre la relation de couple à l'épreuve. Le coach aide les partenaires à communiquer de manière ouverte et bienveillante, à s'épauler mutuellement et à faire face à l'ensemble aux défis.

✓ **Créer un espace de soutien continu** : Le coach est présent tout au long du parcours, adaptant son accompagnement selon les besoins évolutifs de chaque étape. Ce suivi continue donne aux warrior Mum un espace sûr et réconfortant où ils peuvent trouver du soutien à tout moment.

En résumé, le coach en PMA est un allié de confiance, aidant chaque individu ou couple à puiser en eux-mêmes la force et la sérénité nécessaire pour traverser ce parcours unique, tout en maintenant l'espoir et en se sentant soutenu à chaque instant.

Mon témoignage en tant que coach : *il n'y a rien de plus gratifiant que de recevoir l'annonce d'une grossesse d'une personne ou d'un couple que j'ai accompagné. Ces moments sont empreints d'une émotion particulière, car je sais combien de force, de persévérance et de courage il a fallu pour traverser chaque étape de ce parcours. Ces annonces représentent bien plus qu'un simple message : elles sont la concrétisation de tous les efforts et des espoirs.*

Recevoir une telle nouvelle me rappelle pourquoi j'ai choisi cette voie, pourquoi chaque session, chaque échange, chaque moment d'écoute compte. C'est un privilège d'avoir pu marcher aux côtés de mes warrior Mum en solo ou en couple, de les avoir soutenus dans leurs doutes et encouragés dans leurs moments de faiblesse.

Cela me donne l'envie de continuer, avec encore plus de dévouement et d'empathie, pour chaque personne qui aspire à ce bonheur si précieux. J'ai vécu ce parcours 3 à 4 fois, alors je suis plus qu'empathique, je compatie à la douleur, je peux la sentir et l'imaginer. Ces témoignages sont une source d'inspiration et de motivation qui donne un sens profond à mon rôle de coach. Alors merci encore aux femmes coachées et celles que j'accompagne aux travers de mes livres, qui me font des retours via les réseaux.

Il existe également d'autre thérapeutes qui accompagnent sur ce parcours du combattant. Cette liste est non exhaustive, mais en voici une ébauche :

Naturopathe

- ✓ La naturopathie propose une approche naturelle de la santé en combinant des conseils alimentaires, des

plantes médicinales, des techniques de relaxation et des pratiques d'hygiène de vie.
- ✓ En PMA, le naturopathe peut conseiller sur l'alimentation, suggérer des compléments naturels pour optimiser la fertilité, et aider à détoxifier l'organisme en préparation des traitements.
- ✓ Il soutient également la gestion du stress et de la fatigue, en intégrant des techniques douces pour favoriser un équilibre hormonal.

Acupuncteur

- ✓ L'acupuncture, issue de la médecine traditionnelle chinoise, est souvent utilisée en complément de la PMA pour rétablir l'équilibre énergétique, améliorer la circulation sanguine vers les organes reproducteurs et réduire le stress.
- ✓ Des études réalisées que l'acupuncture, pratiquée en parallèle des traitements de FIV, peuvent augmenter les chances de succès en relaxant le corps et en optimisant l'environnement de l'utérus pour l'implantation de l'embryon.

Doula en Fertilité

- ✓ La doula en fertilité apporte un soutien émotionnel et pratique à ceux qui souhaitent concevoir, qu'ils soient engagés ou non dans la PMA.
- ✓ Elle offre un accompagnement attentif et continu, aide à comprendre les étapes du parcours et des traitements, et fournit un soutien émotionnel pour traverser les moments difficiles, tout en aidant les

couples à se préparer mentalement et physiquement à la parentalité.
- ✓ Certaines doulas formées spécifiquement en fertilité proposent également des pratiques de relaxation, de visualisation et de conseils de style de vie.
- ✓ Une doula est une personne formée pour accompagner émotionnellement, physiquement et parfois spirituellement les femmes (et leurs partenaires) pendant la grossesse, l'accouchement et le post-partum. Contrairement à une sage-femme, elle n'a pas de rôle médical, mais offre un soutien personnalisé et bienveillant.

Hypnothérapeute

- ✓ L'hypnothérapeute utilise des techniques de relaxation profonde pour aider les patients à surmonter leurs peurs, à réduire leur anxiété liée aux traitements et à cultiver une attitude positive.
- ✓ En PMA, l'hypnothérapie peut renforcer la confiance, apaiser le corps avant et pendant les traitements, et permettre de se projeter positivement vers la maternité ou la paternité.

Ostéopathe Spécialisé en Fertilité

- ✓ L'ostéopathie, en libérant les tensions musculaires et en rétablissant l'alignement du corps, peut favoriser la circulation sanguine et améliorer la mobilité des organes pelviens.

✓ Les ostéopathes spécialisés en fertilité travaillent souvent sur le bassin, l'abdomen et le dos pour favoriser un environnement optimal pour la conception et aider le corps à mieux accepter les traitements de PMA.

Diététicien(ne) ou Nutritionniste Spécialisé(e) en Fertilité

✓ Un(e) diététicien(ne) ou nutritionniste spécialisé(e) en fertilité propose des recommandations alimentaires adaptées pour améliorer la fertilité et soutenir le corps pendant les traitements.
✓ Ils peuvent créer des plans nutritionnels personnalisés, incluant les nutriments nécessaires pour l'équilibre hormonal, la santé de l'ovulation et du gamète, tout en veillant à renforcer le système immunitaire.

Réflexologue

✓ La réflexologie est une technique de massage des zones spécifiques des pieds (ou des mains) correspondant aux différentes parties du corps.
✓ En PMA, la réflexologie peut aider à réduire le stress, équilibrer les hormones et soutenir l'organisme dans la préparation à la conception et aux traitements en stimulant des points réflexes associés aux organes reproducteurs.

Sophrologue

- ✓ La sophrologie combine relaxation, visualisation positive et exercices de respiration pour aider à gérer le stress et à renforcer la confiance en soi.
- ✓ Les sophrologues spécialisés en fertilité offrent aux personnes en parcours de PMA à aborder chaque étape avec sérénité, à se projeter positivement et à diminuer les tensions corporelles liées aux traitements.

Phytothérapeute ou Herboriste

- ✓ Le phytothérapeute ou l'herboriste utilise les plantes médicinales pour renforcer la santé reproductive, équilibrer les hormones et soutenir la fertilité.

Il peut proposer des infusions ou des compléments naturels adaptés à chaque étape du cycle menstruel, en complément des traitements de PMA (toujours en consultation avec un spécialiste pour éviter les interactions avec les traitements

POST-FACE

Warrior Mum, avec ou sans enfant

Si tu es arrivée jusqu'ici, c'est que tu as déjà une force en toi. Que tu sois au début de ton parcours, en plein combat ou dans une phase de reconstruction, sache une chose : **tu es une Warrior Mum.**

Oui, toi, qui lis ces lignes en te demandant encore si tu as la force de continuer.
Toi, qui comptes les jours de ton cycle comme d'autres comptent les jours avant Noël.
Toi, qui connais par cœur les noms des traitements hormonaux mais oublies parfois où tu as posé tes clés.
Toi, qui navigues entre espoir et désillusion, entre éclats de rire et torrents de larmes, entre rendez-vous médicaux et tests de grossesse vides.

Et toi aussi, qui as fait le choix de dire *stop*, qui as décidé que ton bonheur ne dépendrait pas d'un résultat médical.
Toi, qui as redéfini ton projet de vie, qui as trouvé l'amour autrement, dans une famille de cœur, dans un engagement, dans une mission plus grande que toi.
Parce qu'être une **Warrior Mum**, ce n'est pas seulement avoir un enfant. **C'est avoir osé y croire, avoir eu le courage de se battre, d'avancer, de tomber et de se relever.** C'est accepter l'incertitude et choisir, malgré tout, de continuer à vivre, à aimer, à espérer.

Soyons honnêtes : ce parcours est une montagne russe émotionnelle où même la plus grande des optimistes finit parfois par parler à ses ovocytes comme si c'étaient des collègues de bureau (« *Allez les gars, aujourd'hui, on donne tout !* »).

Mais au fond, cette aventure, aussi éprouvante soit-elle, nous transforme profondément. Elle nous apprend la **patience, la résilience, la vulnérabilité et la puissance du lâcher-prise**. Des valeurs qui nous accompagneront à jamais dans nos vies.

Alors, peu importe l'issue de ton combat, sache que **tu es entière, complète et précieuse, avec ou sans enfant.**
Ce livre est une ode à toi, à nous toutes. À celles qui continuent d'avancer, malgré les tempêtes. À celles qui transforment leurs larmes en courage et leurs doutes en espoir. À celles qui écrivent leur propre définition de la maternité et du bonheur.

Parce qu'être une Warrior Mum, c'est avant tout être une femme libre. Et ça, personne ne pourra jamais te l'enlever.

Alors, qu'est-ce qui t'attend maintenant ?
Peut-être encore des traitements.
Peut-être une nouvelle tentative, un nouvel espoir.
Peut-être une pause, une réflexion, une redéfinition de ton projet de vie. Ou peut-être juste un moment pour respirer. Parce que tu l'as mérité.

Très chère lectrice,

Quel que soit le chemin que tu as emprunté, ou celui que tu choisiras demain, sache ceci : tu n'as jamais été seule. Même quand le silence t'enveloppait, même quand les larmes coulaient en secret, ta force ne t'a jamais quittée. Si un jour le doute s'invite, si tu te demandes encore si tu es « assez » — assez forte, assez patiente, assez digne — souviens-toi que tu as tenu debout là où tant se seraient effondrées.

Tu as traversé des tempêtes, affronté des montagnes de peur, et porté ton rêve coûte que coûte. Tu as aimé avant même de tenir ton enfant dans tes bras — ou peut-être sans jamais l'y tenir — et cet amour-là n'a pas besoin d'un berceau pour exister. Il est vrai, entier, immense.

La PMA, c'est un voyage dont on ne connaît ni la durée, ni la destination exacte. C'est avancer dans le brouillard, le cœur chargé d'espoir et parfois de doutes. C'est tomber, se relever, essuyer ses larmes et recommencer, encore et encore. Mais si ce chemin est semé d'embûches, il est aussi le témoignage de votre incroyable force.

Quoi qu'il en soit, retiens ceci : tu es, et tu seras toujours, une Warrior Mum.

Avec ou sans enfant, avec ou sans réponse, tu es cette femme debout, digne, courageuse, qui n'a jamais cessé de se battre pour l'essentiel : l'amour, la vie, la vérité.

Et au bout du chemin, il y a une lumière. Elle est en toi.
Bijou Bulindera

La Warrior Mum

Force et Résilience face aux défis de la fertilité

Petit clin d'œil final : Si ce livre t'a touchée, inspirée, fait pleurer (juste un peu) ou donné la force de continuer, **recommande-le à tes amies** !

Parce que oui, évidemment, tu l'as aimé (je veux dire, comment pourrait-il en être autrement ?), alors fais du bruit sur les réseaux sociaux, tague **@concevoirensolo** et **@la_warrior_mum**, sur facebook et partout où tu peux en parler, aidons ensemble encore plus de femmes à se sentir moins seules dans cette aventure.

Plus on en parle, plus on brise les tabous. Plus on partage, plus on se soutient. Alors, prêtes à faire entendre nos voix ? Faisons du bruit pour toutes les Warrior Mum !

La Warrior Mum

Fin du livre.

A propos du Guide de la Warrior Mum

L'Outil Indispensable pour Votre Parcours PMA

Dans ce livre, La Warrior Mum, j'accompagne les lectrices à travers les défis de la procréation médicalement assistée (PMA), en partageant des expériences, des réflexions et du soutien pour celles qui se battent pour devenir mères.

Et pour aller encore plus loin, j'invite chaque lectrice à compléter sa lecture avec Le Guide de la Warrior Mum, un outil pratique conçu pour fournir des conseils concrets, des stratégies efficaces et des ressources essentielles à chaque étape du parcours PMA.

Je recommande aux lectrices de se tourner vers Le Guide de la Warrior Mum pour approfondir leurs connaissances et se préparer au mieux à leur parcours PMA.

Ce que vous trouverez dans Le Guide de la Warrior Mum

- **Un décryptage des techniques de PMA.** Comprendre les différences entre insémination artificielle, FIV, ICSI, don d'ovocytes ou encore DPI, et savoir quelle approche pourrait vous correspondre.

- **Les pathologies qui impactent la fertilité**
Endométriose, syndrome des ovaires polykystiques (SOPK), insuffisance ovarienne, adénomyose... Ce guide explique leur impact sur la fertilité et propose des pistes pour mieux les gérer.

- **Comment préparer son corps et son esprit avant la PMA**
Je partage des conseils essentiels sur l'alimentation, les compléments à privilégier, les techniques de gestion du stress et les approches alternatives comme l'acupuncture ou le yoga.

- **Choisir la bonne clinique et comprendre son parcours médical**
Quels critères prendre en compte pour sélectionner un centre de PMA ? Comment interpréter ses résultats médicaux ? Comment bien communiquer avec les professionnels de santé ?

- **Vivre au mieux son parcours PMA** Attente des résultats, **montagnes russes émotionnelles, gestion des échecs...** Ce guide propose des outils concrets pour traverser chaque étape avec plus de sérénité et de résilience.

- **L'après-PMA : quelle que soit l'issue**
Que faire après un échec ? Quelles sont les alternatives à envisager si le projet doit être repensé ?

◆ **Des ressources pour s'informer et se sentir soutenu**

Je propose une sélection de livres à lire, des contacts utiles (cliniques, associations, experts en fertilité, coachs)

Un guide pensé comme une boussole pour toutes celles qui cherchent des réponses, du soutien et des solutions concrètes.

Disponible sur BOD (BooksOnDemand), Amazon, Fnac, Decitre.fr, chapitre.com etc.

La Warrior Mum

Force et Résilience face aux défis de la fertilité

Remerciements

Tous mes remerciements à William, Olivier & Alaine Hourez ainsi qu'à Marlène Ntayi pour la relecture et les feedback sur ce livre.

À ma mère et à ma famille, votre amour inconditionnel et votre soutien indéfectible ont été mon roc, même dans les moments les plus difficiles. Sans vous, rien n'aurait été possible.

À mes amies, mes partners in crime, vos mots, votre bienveillance et votre fidélité ont illuminé chaque étape de mon parcours. Merci d'avoir été là, d'avoir écouté, soutenu et partagé ces instants qui ont tant compté.

À toutes les femmes de la communauté Concevoir en Solo ou en Couple , merci d'avoir partagé vos histoires, vos victoires et vos défis avec tant de sincérité. Ensemble, nous avons bâti un espace de solidarité et d'espoir, où chaque femme trouve soutien et réponses.

Un immense merci aux modératrices « les modo », ces Warrior Mum dans l'ombre, qui veillent à préserver notre havre de paix et à offrir une oreille bienveillante à toutes celles qui en ont besoin.

Aux Warrior Mum d'Afrique et du monde entier, merci de m'avoir confié vos histoires, empreintes d'authenticité et de courage. Votre résilience face aux obstacles de la maternité et votre combat pour faire entendre votre voix m'inspirent profondément. Merci de m'avoir ouvert vos cœurs.

À mes cliniques partenaires, merci pour votre engagement et votre écoute bienveillante envers les femmes que je vous oriente. Votre accompagnement humain et la qualité des soins que vous prodiguez rendent ce parcours plus doux.

Merci à RokaDesign pour cette belle couverture du livre et à la photographe spéciale grossesse « Des Licornes et des Billes » pour avoir contribué à ce projet.

À ces hommes qui choisissent de se tenir à nos côtés dans ce combat pour la maternité, merci. Votre soutien prouve qu'un monde plus solidaire est possible. Car ce chemin, bien que porté par les femmes, mérite d'être soutenu par tous.

Enfin, merci aux journalistes qui soutiennent cette noble cause qu'est la maternité, en ouvrant la voie à de vrais débats de société, profonds et responsables.

Bijou Bulindera
Coach en Fertilité

La Warrior Mum

Force et Résilience face aux défis de la fertilité

La Warrior Mum

Force et Résilience face aux défis de la fertilité